お豆腐 × お野菜 でつくる

美人薬膳ごはん

谷口ももよ

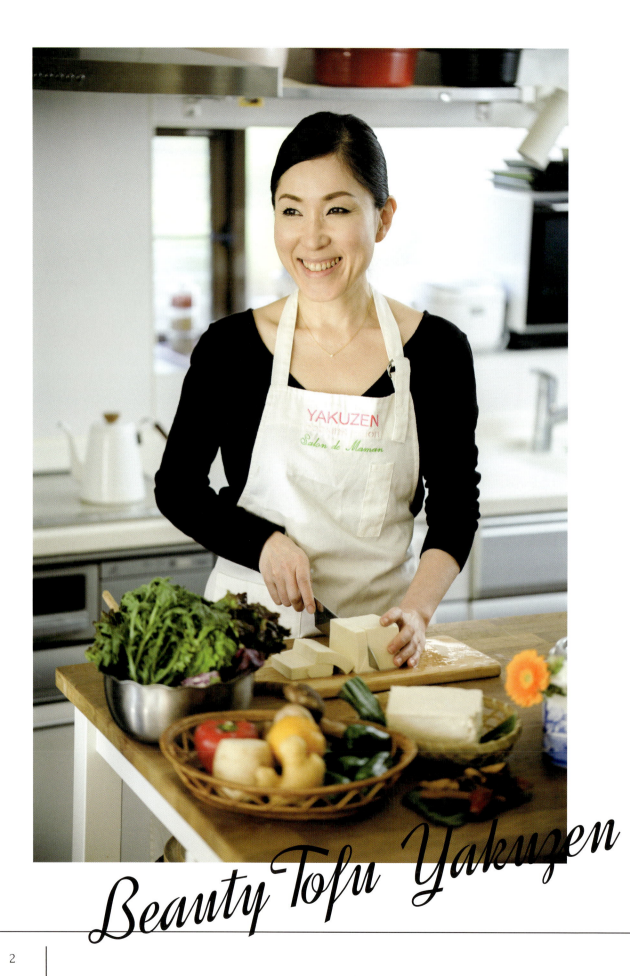

は じ め に

もともと不整脈や狭心症などに悩んでいた自分の体質改善を、と始めた薬膳の勉強。そして料理が好きだったことが幸いし、「薬膳料理教室」を10年ほど前に始めました。このお教室が私の原点であり、たくさんの方々と直接触れあい食の交流をさせていただくことが本当に楽しく、今では薬膳の素晴らしさをお伝えすることが私のライフワークとなりました。

薬膳は、美味しくない？　敷居が高そう？と、今なお思われている方がとても多いと聞いています。確かに薬膳は東洋医学がベースとなっています。きちんと勉強しなければ理解が難しくもありますが、特別な生薬など使わなくとも薬食同源の原理で身近な食材を組み合わせるだけでも、未病を防ぐ薬膳料理をつくることができるのです。

食材の持つ効果を知り、その組み合わせを学んで体質や天候にあわせてつくるお料理が薬膳の基本。実はこの養生のかなめになるのが、旬の野菜です。自然の摂理とは本当素晴らしく、夏には暑さに負けない力をもった夏野菜がたわわに実をつけ、冬には寒さを堪えきる力をもった野菜たちが地中で栄養を蓄えます。それらのパワーを体に入れることが、その季節を乗り切る力に変わるのです。

本来の薬膳は気・血・水のバランスを整えるために野菜だけでなく、お肉やお魚など動物性のたんぱく質も食べることが前提ですが、現代の食生活では"食べ過ぎ"が健康を害し、深刻な問題に。そこで私は数年前から野菜だけでバランスを整える食事を"ベジ薬膳"と名付け、お教室でも定期的にお伝えするようになりました。その集大成が一昨年出版させていただいた『五色の野菜で体を整えるベジ薬膳』です。また数年前からお豆腐を広げる活動にも参画させていただいており、今回はお豆腐の持つ効果効能に改めて注目し、野菜との組み合わせでより美容と健康に役立つ美味しい薬膳レシピをたくさんつくらせていただきました。

お豆腐と野菜中心の薬膳ライフを実践している私はお肌も調子がとてもよく、昨年たまたま調べたお肌年齢でなんと実年齢より14歳も若い結果が出て驚いています。ここ10年以上化粧品などにはまったくお金をかけず、エステにも行っていないので、この結果はまさに美食同源のたまものだと思っています。

「健康と美は一日にしてならず」。私たちは食べたものでできています。健康で美しくありたいと願うすべての方のご参考になれば幸いです。

薬膳料理研究家　谷口ももよ

Pre Lesson —Tofu

本書に登場する豆腐の種類

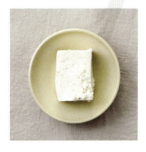

#1

木綿豆腐

圧搾形成してつくった豆腐。舌ざわりは粗めだが、大豆の風味を楽しめる。お料理に活用しやすい。

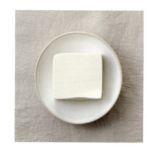

#2

絹ごし豆腐

濃い豆乳を水分を抜かずに固めたもの。きめが細かく、滑らかでやわらかい食感。湯豆腐やそのままで。

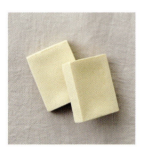

#3

高野豆腐

豆腐を一度凍らせて低温熟成させた後、乾燥させたもの。水で戻し、だし汁で煮込むなどして味をつける。

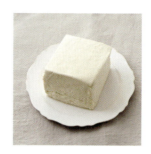

#4

堅豆腐

どっしりとした堅い豆腐。食べ応えがあり、水分が少ないので幅広い料理にアレンジできる。

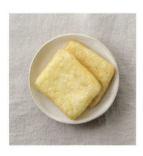

#5

油揚げ

膨張しやすいよう豆乳濃度を濃くした油揚げ用の生地を油で揚げたもの。調理は熱湯で油抜きしてから。

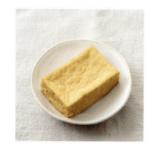

#6

厚揚げ

厚切りの豆腐を水きりし、表面を油で揚げたもの。外側はカリっと香ばしく、中は豆腐の味わいが残る。

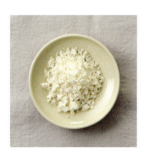

#7

おから

豆腐をつくる過程で、豆乳を絞ったときに出るもの。食物繊維を多く含み、ダイエット食にとても適している。

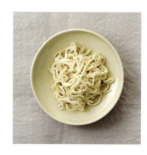

#8

豆腐干糸（とうふかんすー）

水分を圧搾した豆腐を、麺状にした食材。サラダや麺料理の代替品に活躍する注目の豆腐食材。

※本書で使用するお豆腐は1丁350g、豆腐干糸は一袋250gで換算しております。

Pre Lesson —Tofu

豆腐料理をはじめる前に…

■ 豆腐の効能

豆腐には胃腸の調子を整え、余分な熱を下げ、コレステロールなど体に溜まったものを排出し、肌や粘膜に潤いをもたらす効能があります。その他にも下記のような美容、健康効果が期待できます。

●**大豆サポニン**…中性脂肪などの除去　●**リノール酸**…高血圧、コレステロールの低下　●**オリゴ糖**…腸内環境の改善　●**レシチン**…脳の活性化　●**大豆イソフラボン**…女性ホルモンに似た働きをし、ホルモンバランスの調整、更年期障害や肩こりの軽減、美肌に効果的なコラーゲン生成の促進　●**カルシウム**…骨や歯の強化　●**ビタミンB2**…血流アップ、老化防止

※具体的な効能はP120参照

■ 料理との相性

豆腐は生でも加工してもおいしく、お肉の代わりにいろいろな食材と組み合わせられて幅広い料理に活用できます。水分が多いので揚げたり、焼いたりするときは、木綿豆腐を使用し、水気をしっかりきることがポイント。また乾物を戻すときに、崩した豆腐を一緒に和えておくのもおすすめ。豆腐の水分によって、しっとり仕上がります。

■ 保存方法

購入後すぐに使わないようなら、水を入れたタッパーなどに移し替えておきましょう。毎日水を変えると鮮度を保てます。また加熱しておけば、生のままよりも1、2日長持ちします。どうしても使い切れないときは冷凍保存もできますが、食感は高野豆腐のようになってしまうので気をつけて。いずれにしろ豆腐は生ものですので、消費期限、賞味期限はしっかり守るようにしてください。

■ 水きりのコツ

布などで型崩れしないように豆腐を包み、重しを乗せて1時間ほどおくとしっかり水きりできます。時間がない場合は豆腐を耐熱皿に入れ、電子レンジで2分程度温める方法も。余分な水分がかなり出ますので、すぐに水を捨てましょう。また料理によって最適な水きりの度合いが違いますので、様子を見ながら時間を調整してください。

オススメ！

いろいろなお料理＆デザートに
万能お豆腐クリーム

作り方は簡単！ 1時間ほどかけて木綿豆腐または、堅豆腐を水きりし、ミキサーで滑らかになるまで撹拌すれば、ベースの万能お豆腐クリームが完成します。お砂糖を入れたら生クリームの代わりに、塩を入れたら白和えの素に、レモン汁やマスタードなどで味をつけたら簡単マヨネーズにと、さまざまな料理に使えるのでおすすめです。注意点は、2、3日で使い切ること。日持ちをさせたいときは、電子レンジで加熱したりお湯で煮るなど、熱をしっかり加えて水きりすると、もう1、2日持ちます。

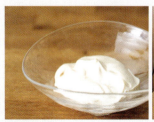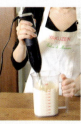

万能お豆腐クリームを使ったレシピ
P30, 35, 36, 41, 72, 104, 108, 109, 110, 112

5

Pre Lesson —Tofu

豆腐と野菜の"薬膳"なかけ算

薬膳では食材を、体を温める性質を持つもの（温性、熱性）、冷やす性質を持つもの（寒性、涼性）、どちらでもないもの（平性）に分類します。お豆腐は涼性の食材です。たっぷりの水分と高い栄養価でヘルシーなのはもちろんのこと、体を潤す働きやデトックス効果を持っています。体を冷やしすぎないよう、熱を加えて調理したり、美容効果の高い食材と組み合わせることで、ヘルシー＆ビューティなレシピがつくれます。この本では女性にとって欠かせない美容効果を持つ食材をセレクトし、野菜との組み合わせで豆腐の効能をさらに高めるレシピをご紹介しています。まずは豆腐を薬膳的視点でお料理すると、どんなビューティ効果があるか見ていきましょう。

Beautiful Skin
美肌

乾燥肌の人や、乾燥が気になる秋におすすめなのは、**白ごまやくるみ、オリーブオイル**などの良質な油と豆腐との組み合わせです。潤い効果のある豆腐の効能がさらに高まり、美肌効果がアップします。また梨などの**潤い効果のある果物**との組み合わせもおすすめです。**果物とナッツの白和え**などは簡単につくれますので、普段からたくさん食べるようにしたいですね。

Anti-Aging
アンチエイジング

アンチエイジングといえば**黒ごま、黒豆、くるみ、山芋**が代表食材です。豆腐は女性ホルモンと同じ働きをするイソフラボンが豊富なので、これらの食材との組み合わせは美と健康に最強です。くるみや山芋もいろいろなレシピに活用ができ、この本にも多数登場しています。またアンチエイジング食材はデザートとしても活用しやすいものが多いのも特徴。豆腐が主役なので、もちろんヘルシーで罪悪感のないスイーツに仕上がります。

Detox & Good for Swelling
デトックス&むくみ解消

もともと豆腐の原料である大豆は、利尿効果も備えています。むくみやすい人は豆腐に利尿効果の高い食材を組み合わせて、水の代謝を高めると良いでしょう。生薬名ヨクイニンとしても知られている**ハト麦**や、南蛮毛（とうもろこしのひげ）の代わりとなる**とうもろこしの実**などがおすすめです。また水の代謝をよくする**海藻**もデトックス効果が上がり、むくみ解消につながります。食物繊維などと組み合わせることで、デトックス効果も大きくなります。

Diet & Boost Metabolism
ダイエット&代謝アップ

しょうがや**にんにく**など辛みのある食材は発汗作用を持っています。汗で余分な水分を発散させ、お豆腐で必要な潤いを与えることで代謝が上がり、ダイエットにもつながります。より効果を高めたいときは、普段よりたっぷりめにしょうがや**ねぎ**、にんにくを。豆腐は涼性ですが、発汗作用がある食材と組み合わせれば、体を冷やさず、冷え性の人も安心です。

UV Protection
紫外線対策

夏の紫外線対策には、乾燥から身を守るビタミンが必要です。潤い効果のある豆腐に、**カラフルな夏野菜**や**トロピカルフルーツ**を組み合わせると、高い効果が得られます。美肌に欠かせないビタミンACEをたっぷり含む**赤パプリカ**や**トマト**などの野菜に、**マンゴー**や**パパイヤ**を組み合わせるのもおすすめです。紫外線の強い沖縄の**ゴーヤチャンプルー**は夏バテにもよく、まさに理に叶ったお料理です。

3 　はじめに

4 　本書に登場する豆腐の種類

5 　豆腐料理をはじめる前に…

6 　豆腐と野菜の"薬膳"なかけ算

BEAUTY RECIPE 1

Detox　デトックス

12 　セロリときゅうりの豆腐干糸生春巻き

15 　セロリと金針菜の白和え

16 　セロリとごぼうの玄米豆腐バーグ

18 　ガーリック TOFU のサラダボウル with 抹茶ドレッシング

20 　よもぎ白玉と根菜のお味噌汁＆玄米おにぎり

22 　根菜豆腐ボールの抹茶塩がけ

23 　堅豆腐の春菊味噌田楽

BEAUTY RECIPE 2

Beautiful Skin　美肌

28 　豆腐干糸と白きくらげのカルボナーラ

30 　ビーツの冷製豆腐ポタージュ

32 　納豆とくるみのおからファラフェル＆白ごまの簡単ピタパン

35 　豆腐とパンプキンサラダのサンドイッチ

36 　アボガドと豆腐のトマトファルシ

38 　豆腐＆パンプキンニョッキのバルサミコソース和え

40 　かぼちゃとくるみの豆腐コロッケ

41 　豆腐と白ごまフムスの焼き野菜サラダ

BEAUTY RECIPE 3

Diet　ダイエット

46 　かんたん卯の花

48 　卯の花蒸し餃子

50 　豆腐干糸と干しシイタケの塩焼きそば

52 　豆腐ときのこの薬膳しゃぶしゃぶ

55 　豆腐干糸のベジ海苔巻き

56 　高野豆腐ときのこの巾着　トマトソース煮込み

59 　お豆腐のけんちんあんかけ

60 　豆腐とカラフル野菜のお焼き

BEAUTY RECIPE 4

Swelling むくみ解消

66　厚揚げの和風グリーンカレー
69　豆腐のとうもろこしチャンプルー
70　お豆腐の雑穀サラダ
72　豆腐と野菜のゼリー寄せ
74　堅豆腐の簡単よだれ鶏風サラダ
76　さっぱりヘルシー柚子胡椒の麻婆豆腐
78　豆腐干糸ともやしのサンラータン
79　豆腐と春雨のもやしスープ

BEAUTY RECIPE 5

Hormone ホルモンバランス

84　豆腐と野菜のスパイシーピクルス
86　山芋と堅豆腐の磯辺巻き　ピリ辛薬膳ソースがけ
88　豆腐と山芋のグルテンフリーマフィン
91　豆腐の味噌漬けと、黒きくらげとにらの卵とじ
92　薬膳豆腐火鍋
94　大豆ミートの5色ベジ丼と納豆腐味噌汁
96　豆腐と納豆のピーマン詰め
97　黒豆と紅花の厚揚げビリヤニ

BEAUTY RECIPE and more

Sweets 豆腐スイーツ

104　バナナとおからのマフィン with ベジ豆腐クリーム
107　豆腐白玉のゴマ団子
108　混ぜるだけ！　黒ごま豆腐ムース
109　きなこスコーンの豆腐クリーム添え
110　豆腐クリームのフルーツサンド
112　豆腐クリームのミルクレープ
113　豆腐の甘酒グラタン
114　厚揚げのシナモンカラメリーゼ

BEAUTY INGREDIENTS	COLUMN
24　「デトックス」に効く食材	100　私とお豆腐との出会い。
42　「美肌力」を高める食材	116　もっと知りたいお豆腐のこと！1
62　「ダイエット」に効果的な食材	118　もっと知りたいお豆腐のこと！2
80　「むくみ解消」を助ける食材	122　知っておきたい薬膳の基本
98　「ホルモンバランス」を整える食材	127　おすすめ PICK UP

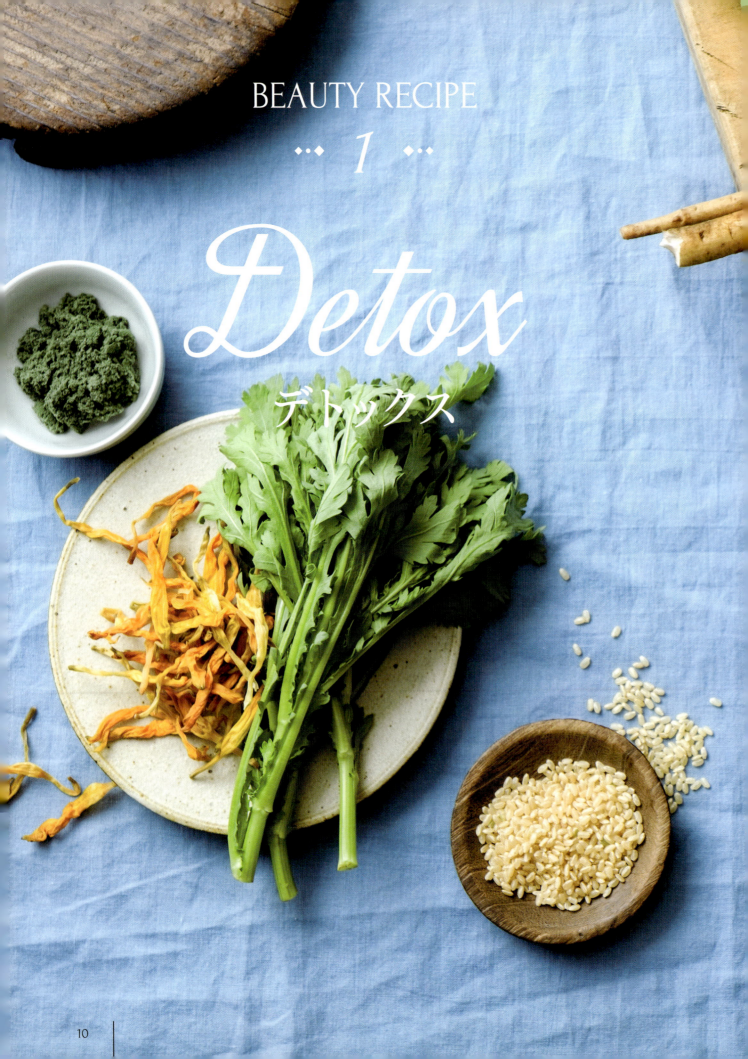

BEAUTY RECIPE

··· 1 ···

Detox

デトックス

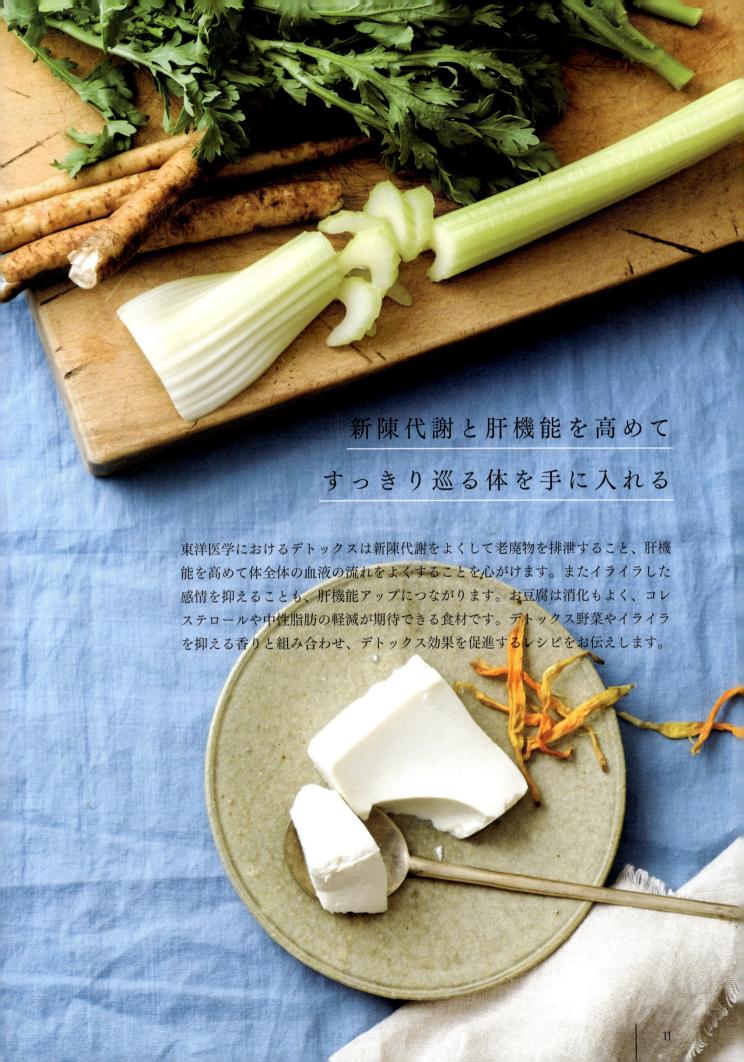

新陳代謝と肝機能を高めて
すっきり巡る体を手に入れる

東洋医学におけるデトックスは新陳代謝をよくして老廃物を排泄すること、肝機能を高めて体全体の血液の流れをよくすることを心がけます。またイライラした感情を抑えることも、肝機能アップにつながります。お豆腐は消化もよく、コレステロールや中性脂肪の軽減が期待できる食材です。デトックス野菜やイライラを抑える香りと組み合わせ、デトックス効果を促進するレシピをお伝えします。

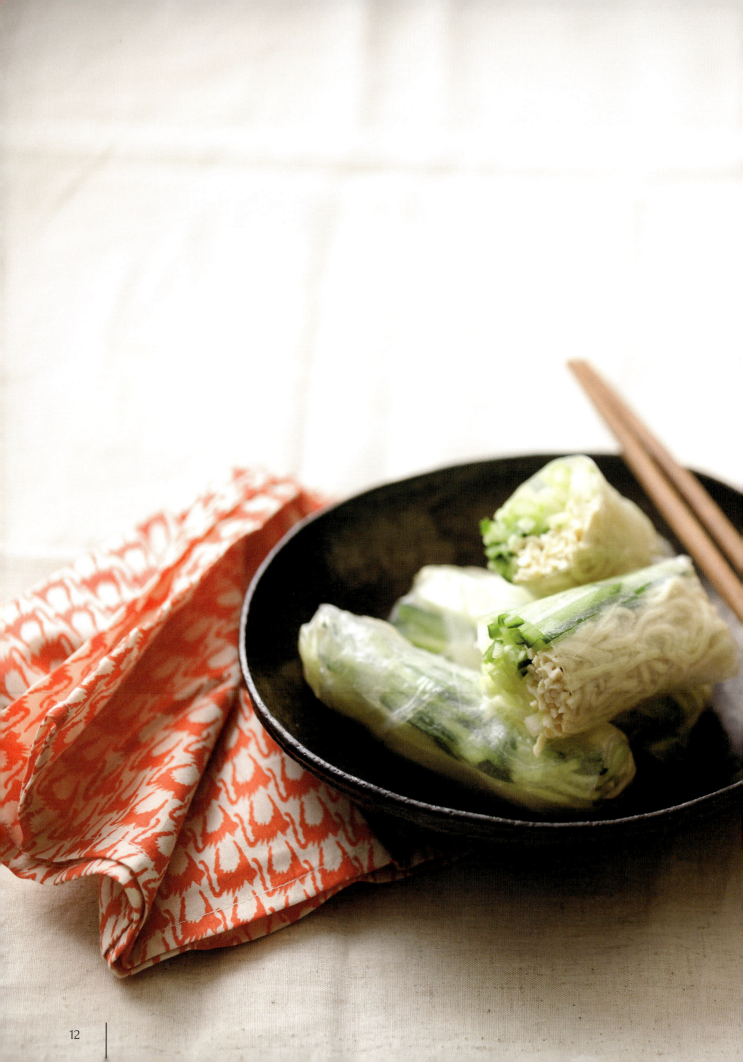

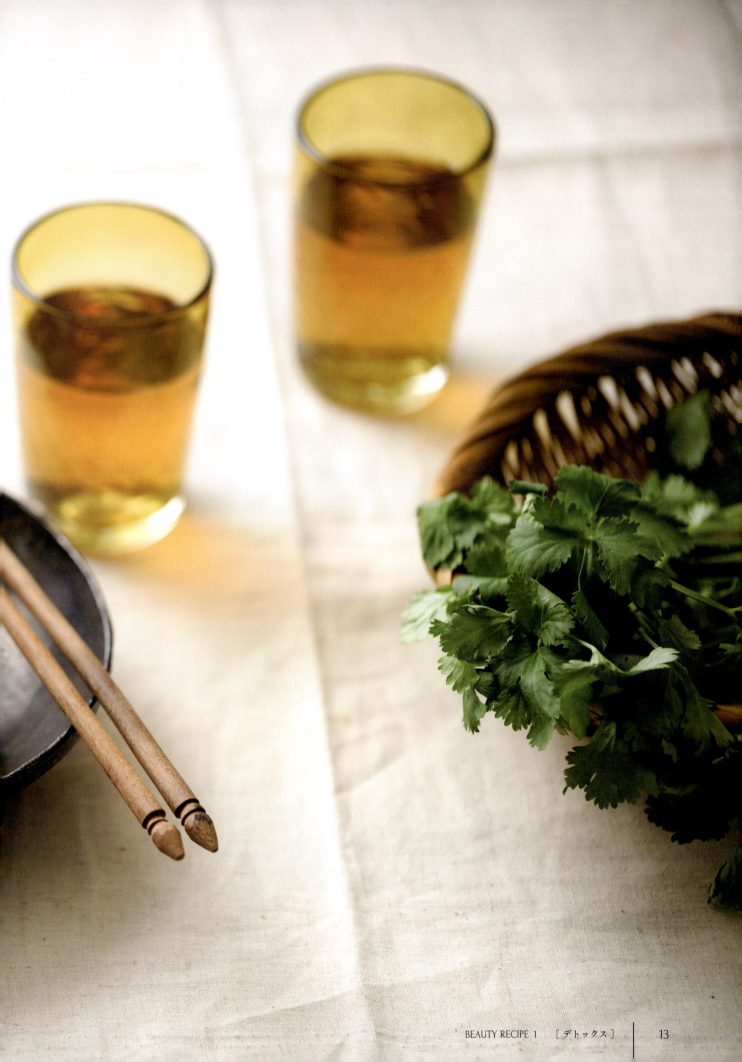

◇ セロリときゅうりの豆腐干糸生春巻き

さっぱりとした豆腐干糸とシャキシャキ感のあるセロリとの、食感のコントラストが楽しい生春巻き。
セロリは血をデトックスしてくれ、きゅうりは体の熱を冷まし、余分な水やコレストロールなどを外に排出します。

豆腐干糸 ＋ セロリ きゅうり

材料 [2人分]

豆腐干糸	1/2袋
セロリ	1/2本
きゅうり	1/2本
生春巻きの皮	4枚

[調味料など]

ごま油	大さじ1
ナンプラー	大さじ1
塩、こしょう	少々

作り方

1 豆腐干糸は下ゆでし、ほぐしてから水気をきっておく。

2 1にごま油とナンプラー、塩、こしょうをいれよく味をなじませる。

3 セロリは斜め千切り、きゅうりは細切りにする。それぞれ4等分に分け、1の豆腐干糸と一緒に生春巻きの皮で巻いて完成。お好みでチリソースなどをかけていただく。

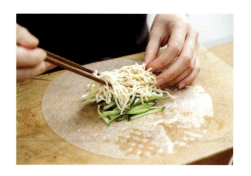

POINT

1 野菜を先に生春巻きの皮の上に敷き、その上に豆腐干糸を広げる。

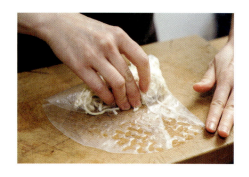

2 具を指でしっかり押さえて崩れないようにしながら、左右の皮を先に畳み、巻き始める。

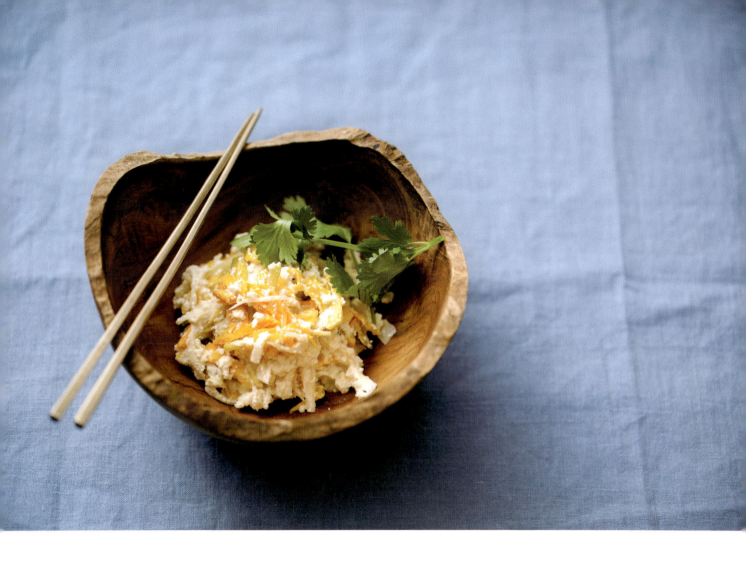

◇ セロリと金針菜(きんしんさい)の白和え

血を浄化する働きのある金針菜には精神を落ち着かせる効能もあるので、デトックスにはもちろん、イライラ解消にもぴったりの副菜です。またセロリは高血圧の方にもよいとされています。

木綿豆腐 ＋ セロリ 金針菜

材料［2人分］

木綿豆腐	1/3丁
金針菜	10g
セロリ	1/2本

［調味料など］

ごま油	小さじ1
塩	少々
しょうゆ	小さじ1

作り方

1. 豆腐は水気をきっておく。金針菜は水に戻してから2等分にきり、沸騰したお湯で1、2分ゆで、冷まして水気をきる。

2. セロリは斜め千切りにし、1の金針菜と合わせる。そこに豆腐をよくつぶしたものを混ぜて、塩、しょうゆ、ごま油で味を調える。

BEAUTY RECIPE 1　［デトックス］

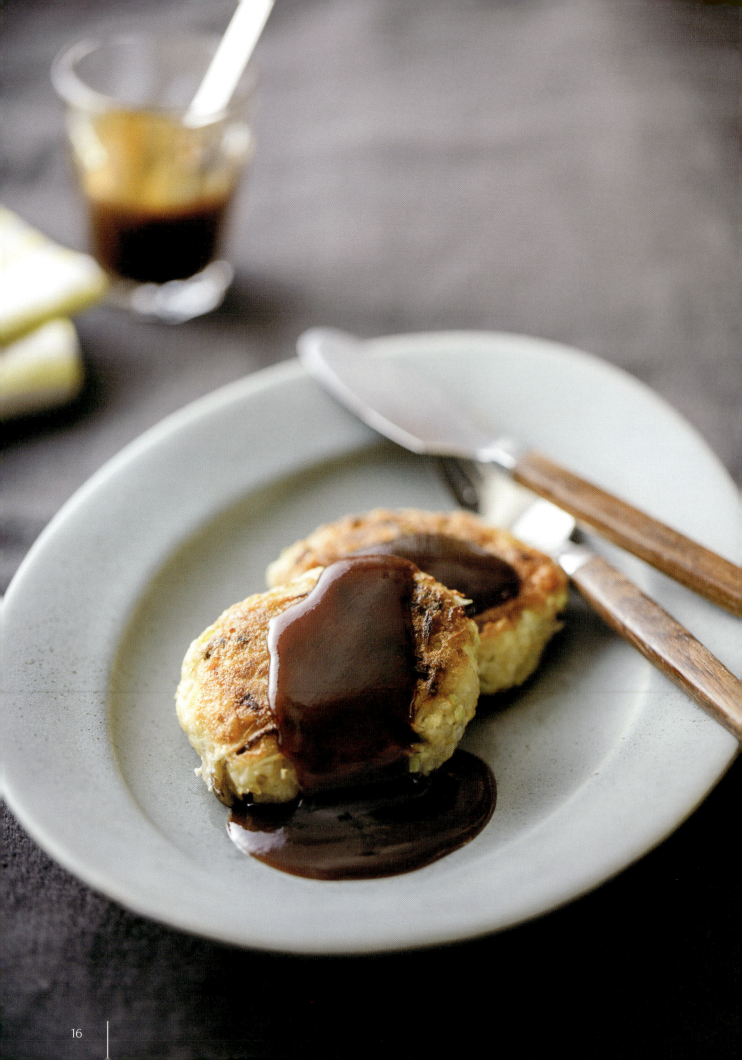

◈ セロリとごぼうの玄米豆腐バーグ

デトックス効果抜群のごぼうとセロリ、さらに美容効果の高い玄米も組み合わせたヘルシーで
満腹感の高い一品です。玄米は解毒作用や整腸作用、抗酸化作用など、女性に嬉しい効能がたくさんあります。

木綿豆腐 ＋ **ごぼう** **セロリ** **玄米**

材料［2人分］

● 玄米豆腐バーグ

木綿豆腐	1/2丁
れんこん	80g
セロリ	1/2本
ごぼう	1/4本
玄米ごはん	お茶碗軽く1膳分

［調味料など］

オリーブオイル	大さじ2
塩昆布	大さじ1
塩、こしょう	少々
片栗粉	大さじ2

● ソース

ケチャップ	大さじ2
ソース	大さじ2

作り方

1 れんこん、セロリは5ミリ角に、ごぼうは細くささがきに切っておき、よく水きりした豆腐と混ぜ合わる。

2 1に炊いた玄米ごはんと塩昆布、片栗粉大さじ1を入れて、さらによく混ぜ合わせる。

3 1を4等分に分けて小判型に成型し、片栗粉を周りにまぶす。フライパンにオリーブオイルを熱し、両面をこんがり焼く。

4 ケチャップとソースを合わせたものをかけていただきます。

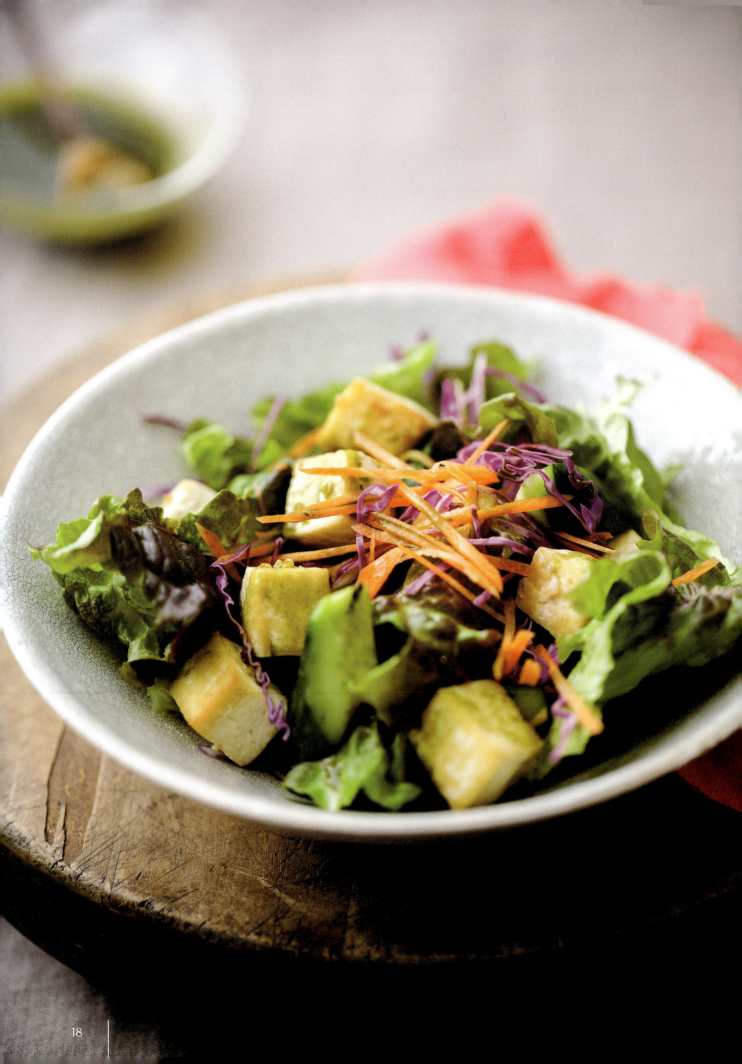

ガーリック TOFU のサラダボウル with 抹茶ドレッシング

高タンパクで低カロリーのお豆腐は、生野菜との相性もばっちりです。お豆腐をガーリック風味に焼くことで、満足感をアップ。物足りなさを感じさせないサラダで、無理なくデトックスできる体質に。

堅豆腐 ＋ 抹茶 きゅうり

材料 [2人分]

堅豆腐	1/3丁
にんにくのみじん切り	小さじ1
きゅうり	1本
サニーレタス	適量
にんじん、紫きゃべつなどお好みの野菜	適量

[調味料など]

オリーブオイル	大さじ2
酢	大さじ2
レモン汁	大さじ1
塩、こしょう	少々
抹茶	大さじ1

作り方

1. 堅豆腐は2センチ角に切り、塩、こしょうを全体にあえる。フライパンに油（分量外）を熱してにんにくのみじん切りを入れ、香りが出てきたら堅豆腐を入れて表面がこんがりするまで焼く。

2. サラダ用の野菜を食べやすい大きさにカットし、1の豆腐を入れてざっくり混ぜ合わせてから器に盛り付ける。

3. 抹茶とオリーブオイル、酢、レモン汁と塩、胡椒を混ぜ合わせてドレッシングをつくり、食べる直前に2のサラダにかけていただく。

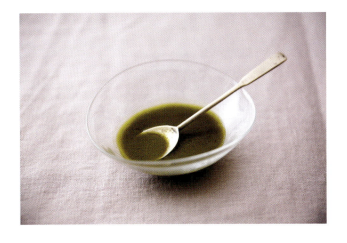

POINT

抹茶は溶けにくいためまず酢でしっかり溶かしてから、オリーブオイルなどを合わせましょう。苦味が苦手な方は、抹茶の量を控えめにしても大丈夫です。

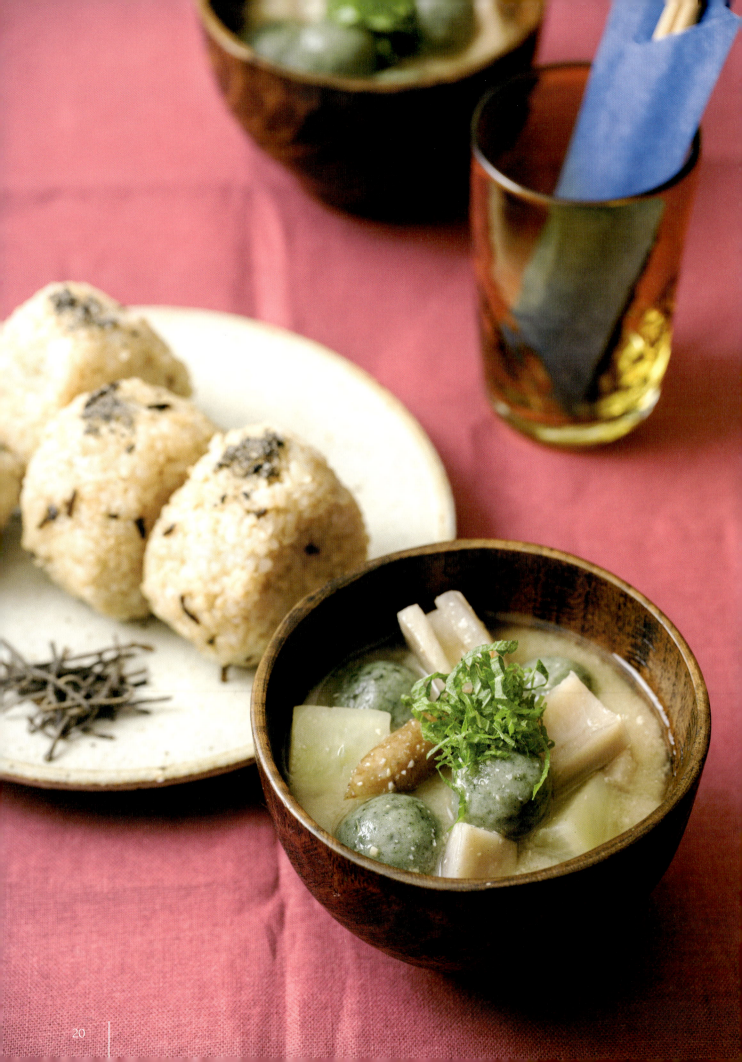

◇ よもぎ白玉と根菜のお味噌汁
＆玄米おにぎり

デトックス効果が高い食材は体を冷やすものが多いため、体を冷やさないことも大切です。
よもぎは冷えが気になる人に、強くおすすめしたい食材。よもぎ白玉のもちもち感に癒されながら、
体の芯までしっかり温めましょう。

木綿豆腐 ＋ **よもぎ** **ごぼう** **玄米**

材料［2人分］

木綿豆腐	1/4丁
白玉粉	75g
よもぎ粉	大さじ1
ごぼう	1/4本
れんこん	50g
大根	50g
にんじん	1/2本
しょうが	小さじ1
玄米	2合

［調味料など］

出汁	500cc
味噌	大さじ2

作り方

1 白玉粉によもぎ粉を入れてよく混ぜ合わせ、さらに豆腐を入れて、粉っぽさがなくなるまでしっかり練る。

2 10等分ほどに分けて丸め、沸騰したお湯でゆでる。浮きあがってきたらすくい上げ、水に入れておく。

3 鍋にごま油を熱し、しょうがの千切りを炒めてから、ほかの根菜も加えて炒める。2、3分炒め、全体に油がいき渡ったら出汁を入れ、5分程煮込む。

4 根菜が軟らかくなったら、1のよもぎ白玉団子と味噌を入れて完成。炊いた玄米おにぎりとともにいただく。

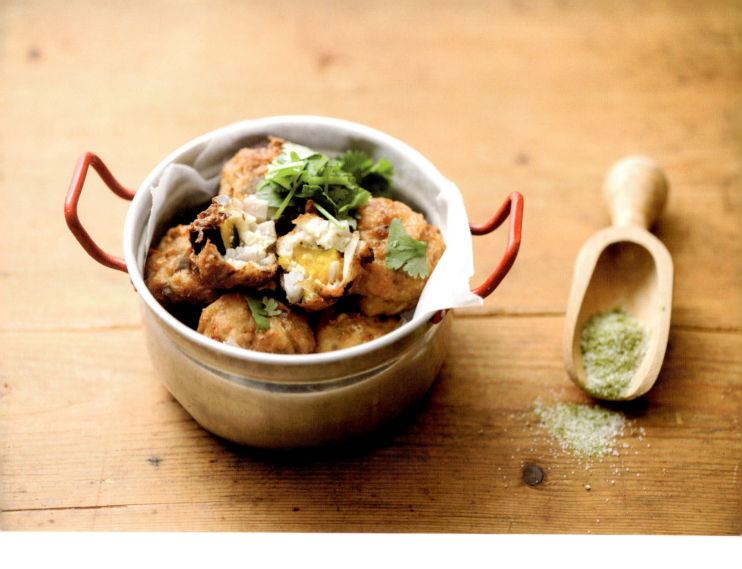

◈ 根菜豆腐ボールの抹茶塩がけ

食物繊維が豊富な根菜と、胃腸の調子を整える山芋、かぼちゃで腸内環境を正常に導く豆腐ボール。
野菜の甘みが合わさって、ほっこりとしたおいしさです。

木綿豆腐 ＋ ごぼう　れんこん　抹茶

材料 [2人分]

木綿豆腐	1/4丁
山芋	20g
ごぼう	30g
れんこん	50g
かぼちゃ	20g

[調味料など]

片栗粉	大さじ1
塩	少々
抹茶	小さじ1
塩	小さじ1

作り方

1. しっかり水気をきった木綿豆腐を手でよくつぶしておく。山芋のすりおろし、片栗粉、塩、ごぼうのささがき、れんこんとかぼちゃを5ミリ角ほどに切ったものを入れ、よく混ぜ合わせる。

2. 1を約6等分ほどに分け、ボール状に丸める。170℃ほどの油で、表面がこんがりきつね色になるまで揚げる。

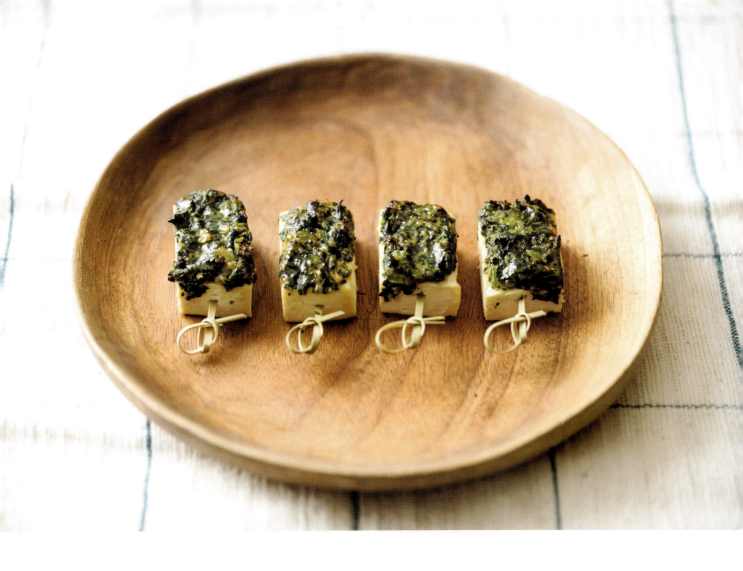

◇ 堅豆腐の春菊味噌田楽

ふき
蕗味噌は苦すぎてという方に挑戦していただきたい、春菊で簡単にできる万能野菜味噌。お豆腐との相性はもちろん、ごはんのお供としてもおすすめです。一度食べれば、冷蔵庫に常備しておきたくなること間違いなし！

堅豆腐 ＋ 春菊

材料［2人分］

堅豆腐	1/4丁
春菊	1/3束

［調味料など］

味噌	大さじ2
みりん	大さじ1/2
砂糖	大さじ1/2
ごま油	小さじ1

作り方

1　堅豆腐を5センチ×3センチ程度に切っておく。

2　春菊は5センチ程度に切り、ごま油を熱したフライパンで中火で手早く炒める。しんなりしたら取り出してみじん切りにし、水気をきっておく。

3　春菊と味噌、みりん、砂糖をよく練り合わせ、1の豆腐の片面に塗る。トースターで表面に少し焦げ目がつくまで焼く。

BEAUTY RECIPE 1　［デトックス］

BEAUTY RECIPE *1*

「**デトックス**」に効く食材

血流をきれいにするセロリや春菊、コレステロールの排出に優れているごぼうなど、身近にある食材で
デトックス効果は高められます。緑茶や玄米、よもぎなども上手にお料理に取り入れて、
おいしくデトックスしていきましょう。

1
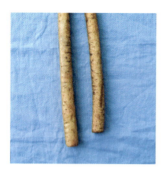

▶ ごぼう　　　　　　　　　　　　　　　　　　　微涼

水分と食物繊維を多く含むごぼうは、整腸作用やコレステロールの排出に優れています。また熱を下げる働きもあり、体の中に熱がこもっている場合にも効果が期待できます。

2
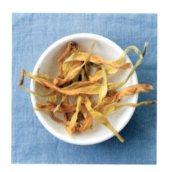

▶ 金針菜　　　　　　　　　　　　　　　　　　　涼

ユリ科の萱草(カンゾウ)のつぼみで、生薬としても使われます。デトックスとしての効能は解毒効果。その他にめまいや不眠、熱を下げる効能が。鉄分が多いので貧血予防にもおすすめです。

3
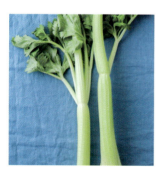

▶ セロリ　　　　　　　　　　　　　　　　　　　涼

肝機能の働きを整え、血を浄化する作用があります。血行をよくしてくれるのでデトックスはもちろん、月経痛をやわらげる作用も期待できます。高血圧の人にもおすすめ。さわやかな香りでイライラも予防。

4
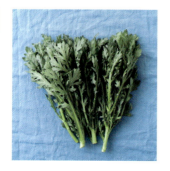

▶ 春菊　　　　　　　　　　　　　　　　　　　　平

ビタミンA、Cが豊富な春菊は肝機能をアップさせるとともに、消化を促進する働きがあります。疲れた目をすっきりさせたり、のぼせやイライラ予防にも効果を発揮します。

5
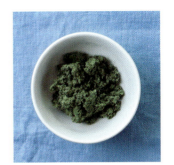

▸ よもぎ

体を温めて血の巡りをよくし、冷えを改善してくれます。月経痛をやわらげたり、むくみの予防にも効果が期待できます。生薬としても使用されている、女性におすすめの食材です。

6
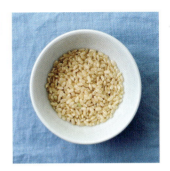

▸ 玄米

解毒、整腸作用があり、胃腸の調子をよくする効能があります。老化予防や抗酸化作用、血管を広げて血流をよくするなど、アンチエイジングのためにも取り入れたい食材。ホルモンバランスの調整も期待できます。

7
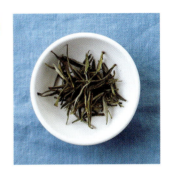

▸ 緑茶

解毒作用や利尿作用、体内の熱を下げる作用があり、デトックス効果が期待できます。頭痛や目をすっきりさせたいとき、イライラした気持ちを鎮めたいときにもおすすめです。

――― これもおすすめ！ ―――

▸ れんこん ※生の場合、加熱すると

生のままだと熱を下げ、解毒効果も高い食材ですが、アクが強いので加熱して食べます。加熱をすると消化吸収力を高め、血に栄養を、肌に潤いを与えます。

▸ きゅうり

体に水分を補給すると同時に、利尿作用もある夏野菜。体内の熱を下げる働きも。むくみ解消にも役立ちます。

▸ トマト

解暑作用があり、肝機能を高めて消化促進の働きがあります。潤いを補い、イライラを予防。抗酸化作用も。

BEAUTY RECIPE
... 2 ...

Beautiful Skin

美肌

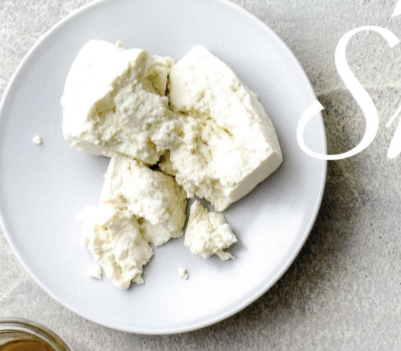

体を内から潤わせ
ハリのあるなめらかな肌に

　肌の調子は体の中の表れで、東洋医学では特に肺、大腸と連動していると考えられています。美肌のためには腸内環境を整え、粘膜を潤す食材を積極的に摂りたいもの。ここからは便秘解消によく、肌に潤いを与えてくれる白ごまやくるみ、楊貴妃も美容のために食べていたという白きくらげ、そしてビタミン類が豊富で美肌に効果的な野菜などを組み合わせたお豆腐レシピを紹介します。

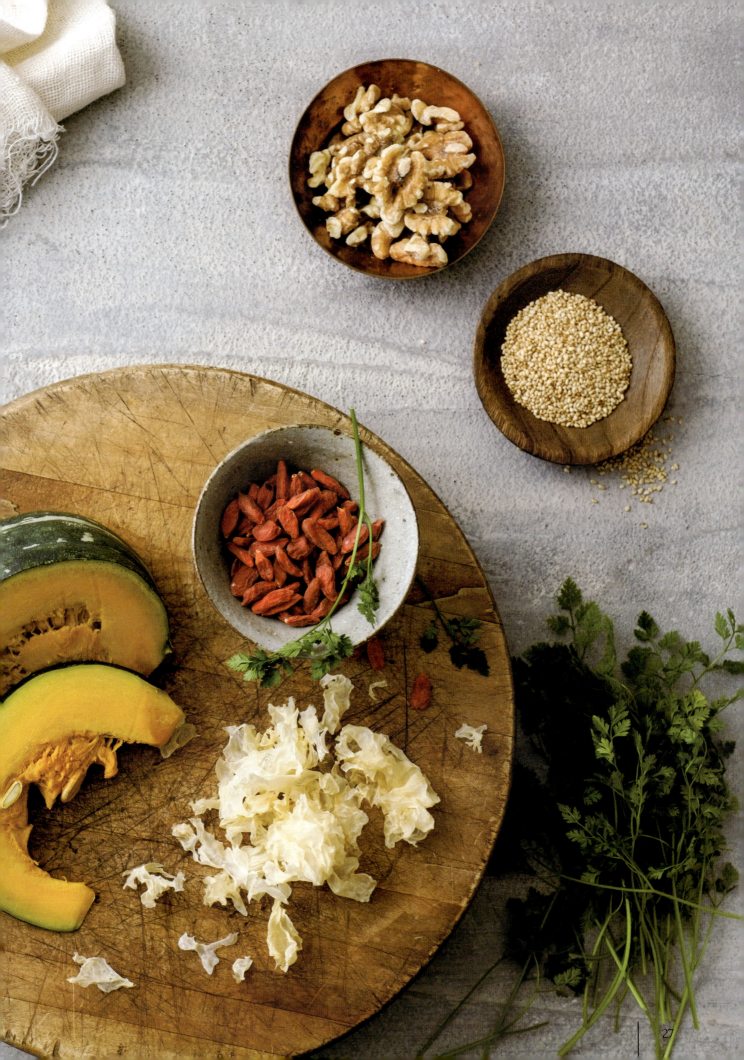

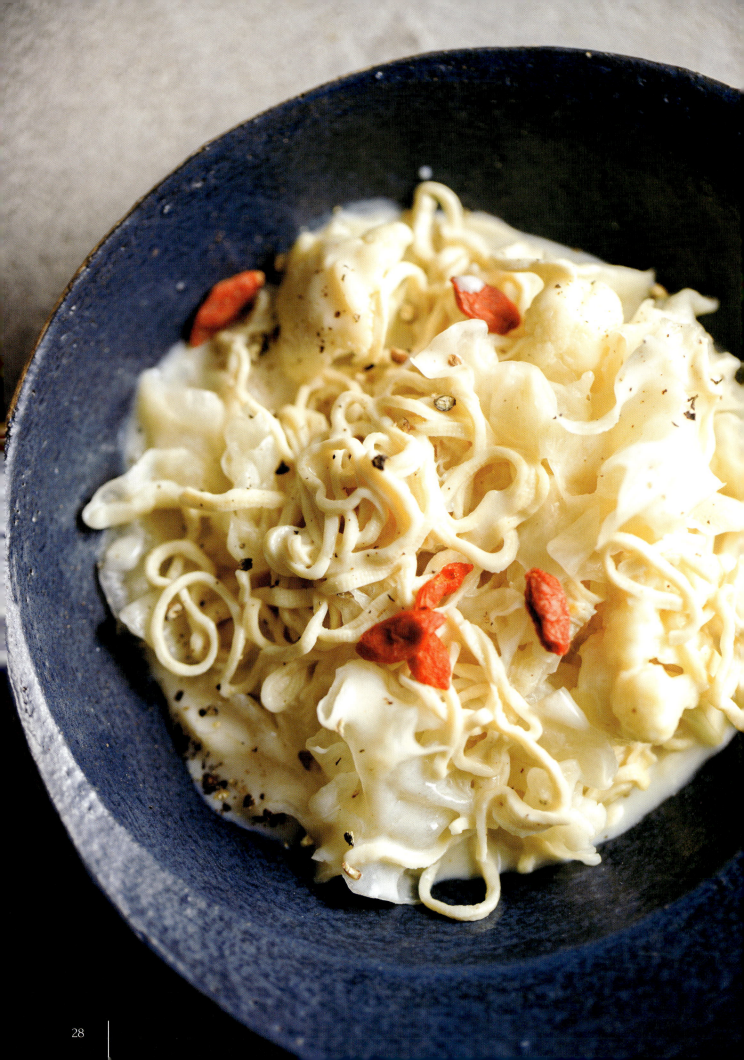

◈ 豆腐干糸と白きくらげのカルボナーラ

ダイエット中の方にも食べてもらいたい、お豆腐が原料の豆腐干糸のヘルシーパスタ。
白きくらげに含まれる植物性コラーゲンと、お豆腐の効果で肌の保湿力を高めます。

豆腐干糸 ＋ **白きくらげ** **クコの実**

材料［2人分］

豆腐干糸	1/2袋
白きくらげ	10g
カリフラワー	1/8個ほど
豆乳	300cc
にんにくのみじん切り	小さじ1
クコの実	適量

［調味料など］

塩	小さじ1
黒こしょう	少々
片栗粉	大さじ1

作り方

1 豆腐干糸は下ゆでして、水気をきっておく。

2 フライパンにオリーブオイルを熱し、にんにくのみじん切りを炒めて香りが出てきたら、1の豆腐干糸と小房にわけたカリフラワーを入れてよく炒める。

3 2に豆乳を加えてよくなじませたら塩で味を整え、片栗粉を水大さじ2ほどで溶いたものでとろみをつける。仕上げに黒こしょうをかけ、クコの実を散らす。

MEMO

豆腐干糸は中国ではポピュラーな食材です。食感がしこしこしていて、食べ応えがあり、お豆腐が原料なので低糖質かつ高たんぱく。パスタや麺の代わりに使用すれば、グルテンフリーでカロリーを気にせずさまざまな料理が楽しめるおススメの食品です。

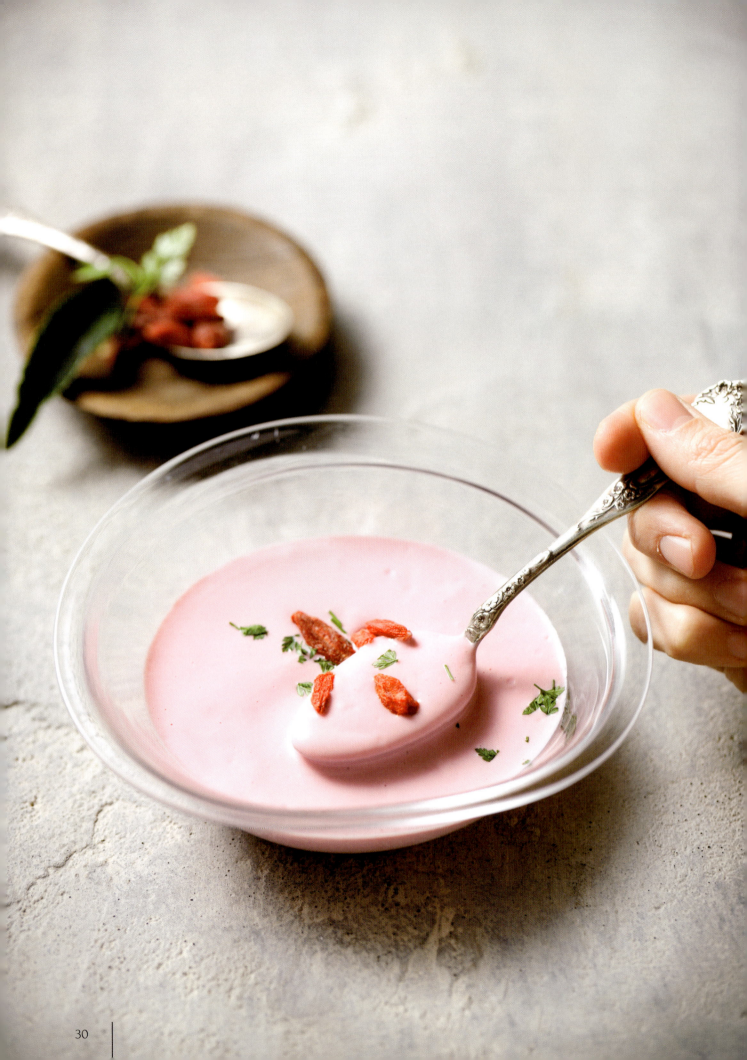

◈ ビーツの冷製豆腐ポタージュ

食べる血液ともいわれるビーツをお豆腐と合わせてポタージュ風に。簡単なのに
おもてなしにもぴったりの、華やかな一皿です。温めて食べてもおいしいです。

木綿豆腐 ＋ **ビーツ**

材料［2人分］

木綿豆腐	1/2丁
水煮のビーツ	70g
豆乳	100cc
クリームチーズ	20g

［調味料など］

塩	少々
オリーブオイル	小さじ1

作り方

1 水気をきった豆腐とビーツ、豆乳、クリームチーズ、オリーブオイルをハンドブレンダーなどで滑らかになるまでよく撹拌し、最後に塩で味を調えて完成。

2 器に入れて、飾りにセルフィーユなどをのせる。

MEMO

ビーツは飲む血液といわれるほど栄養価の高い野菜。もちろん血の巡りもよくしてくれて、血色のよい肌に導いてくれます。生のビーツを使う場合はとても固いので、しっかり下茹でをしてから調理しましょう。また180度のオーブンで40分程度焼くと甘みが増して、おいしくいただけるようになります。

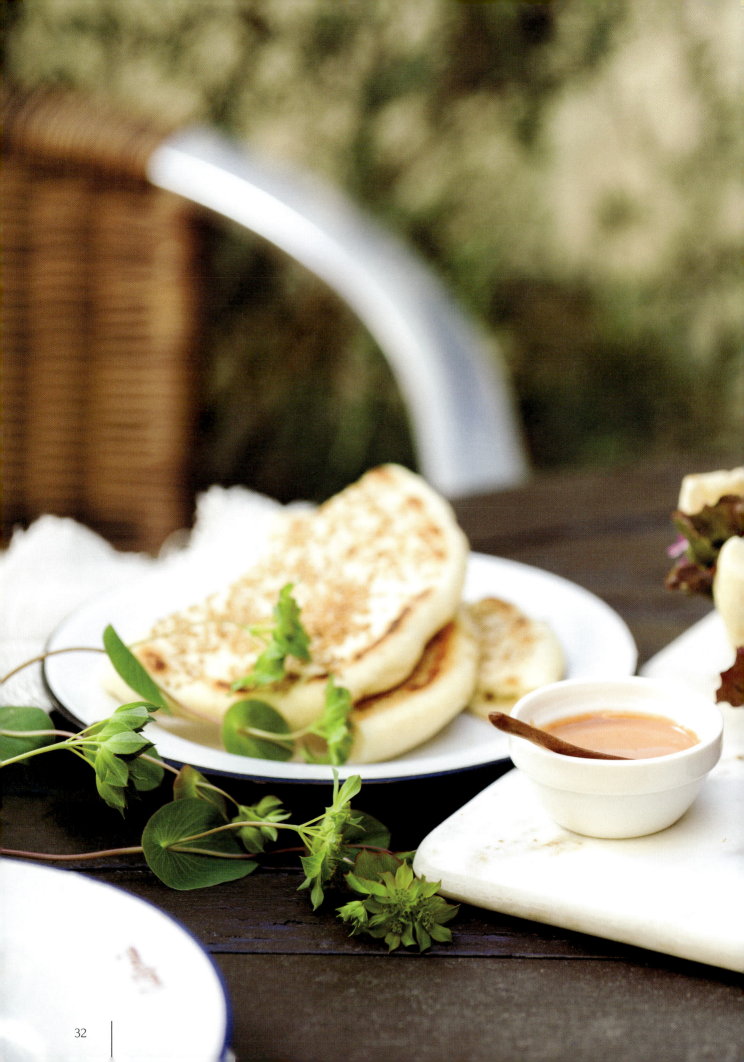

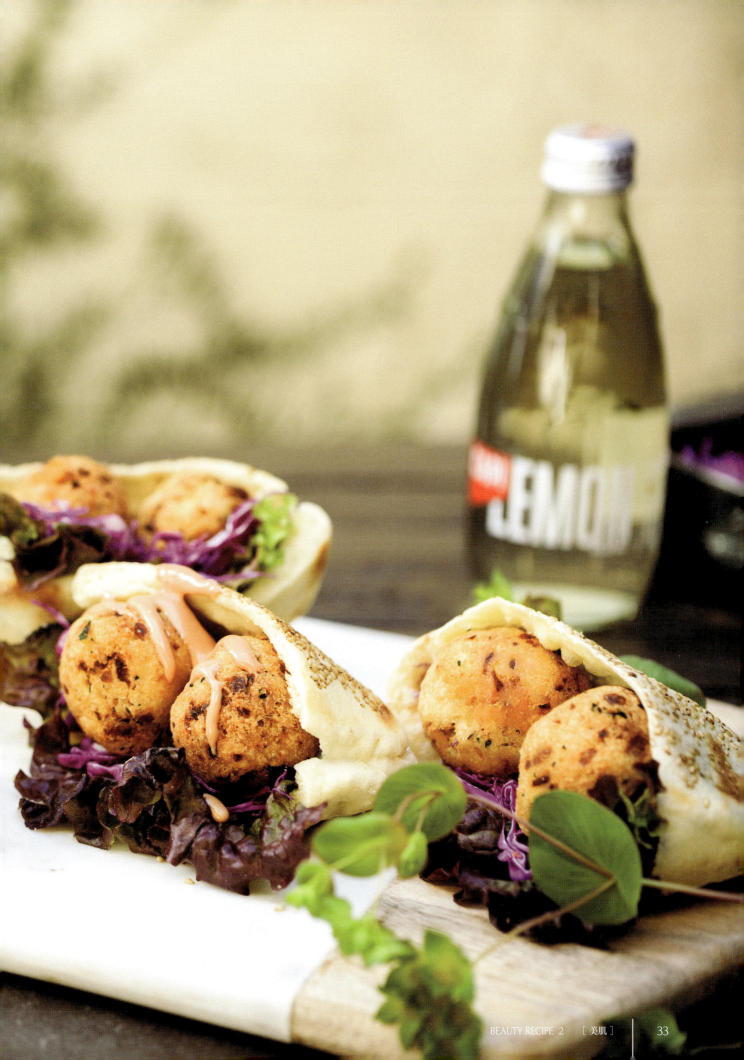

◈ 納豆とくるみのおからファラフェル
＆白ごまの簡単ピタパン

納豆がファラフェルに⁉ という、驚きのアイデアレシピ。おからと納豆のダブルの大豆効果で、
腸内環境を整えてヘルシーに。くるみも加えて、潤う肌を目指します。簡単なのにクセになるおいしさです。

おから ＋ くるみ 白ごま

納豆とくるみのおからファラフェル

材料［2人分］

おから	150g
玉ねぎ	1/4個
パセリのみじん切り	大さじ1
納豆	1/2パック
にんにくのすりおろし	少々
くるみ	大さじ1

［調味料・スパイスなど］

クミン	小さじ1/2
塩	小さじ1/3
片栗粉	大さじ2
揚げ油	適量

作り方

1 おからに玉ねぎのみじん切り、納豆、にんにくのすりおろし、パセリのみじん切り、刻んだくるみ、クミン、塩、片栗粉を入れよく混ぜ合わせ、直径5センチほどのボールに成型する。

2 170℃の油でこんがり焦げ目がつくまで揚げる。

白ごまの簡単ピタパン

材料［2人分］

強力粉	100g
白ごま	大さじ2
ベーキングパウダー	大さじ1/2
砂糖	大さじ1/2
オリーブオイル	大さじ1/2
塩	ひとつまみ
ぬるま湯	80ml

作り方

1 ボウルに強力粉とベーキングパウダー、砂糖、オリーブオイル、塩とぬるま湯を入れ、5分ほどしっかり練ってから、ラップをかけて10分程度寝かせる。

2 1を2等分にして平らにつぶす。それぞれ中心にオリーブオイルを小さじ1/2ほど（分量外）入れて丸め、さらに平らに伸ばして表面に白ごまをたっぷりつける。

3 フライパンで、中火で両面を焼く。途中で蓋をし、中心がぷっくり膨らんで、表面がこんがりしたら完成。半分に切り、中にファラフェルを詰めていただく。

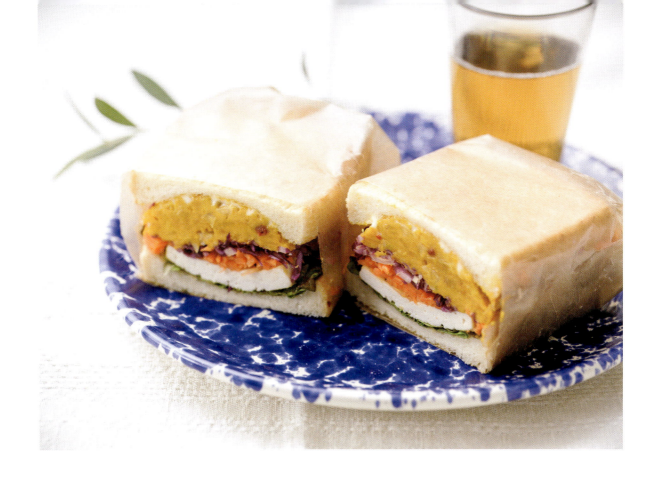

◈ 豆腐とパンプキンサラダのサンドイッチ

ビタミン類をたっぷり含んだ色の濃い野菜と、高たんぱく低カロリーなお豆腐を合わせた色鮮やかなサンドイッチ。豆腐マヨネーズはさまざまなお料理に活用できるので、覚えておくと便利です。

堅豆腐・木綿豆腐　＋　かぼちゃ　くるみ

材料［2人分］

木綿豆腐の豆腐マヨネーズ ——— 大さじ4
堅豆腐 ——— 1/4丁
かぼちゃ ——— 1/4個
にんじん ——— 1/2本
紫キャベツ ——— 1/8玉
お好みのパン ——— 4枚
くるみ ——— 大さじ2

［調味料など］
塩 ——— 小さじ1/2
酢 ——— 小さじ2
塩、こしょう ——— 少々
シナモン ——— 少々
オリーブオイル ——— 大さじ1

作り方

1　豆腐マヨネーズをつくる。しっかり水気をきった木綿豆腐1/2丁と、オリーブオイル、酢、レモン汁を各大さじ1、粒マスタード小さじ1、砂糖小さじ1/2、塩小さじ1/3を、ミキサーでなめらかになるまで撹拌する。（すべて分量外）

2　かぼちゃは蒸すなどして柔らかくし、皮と種を除いてつぶしておく。豆腐マヨネーズとシナモン、くるみを荒く刻んだものを加えて混ぜる。

3　堅豆腐を1センチ程度に薄くスライスし、塩胡椒をまぶしてオリーブオイルで両面をこんがり焼く。

4　にんじん、紫キャベツは細い千切りにし、塩で揉み水気をきってからオリーブオイル小さじ1と酢小さじ1で味をつけておく。

5　パンにレタスを乗せ、その上に野菜、堅豆腐のソテー、パンプキンサラダを乗せてサンドする。

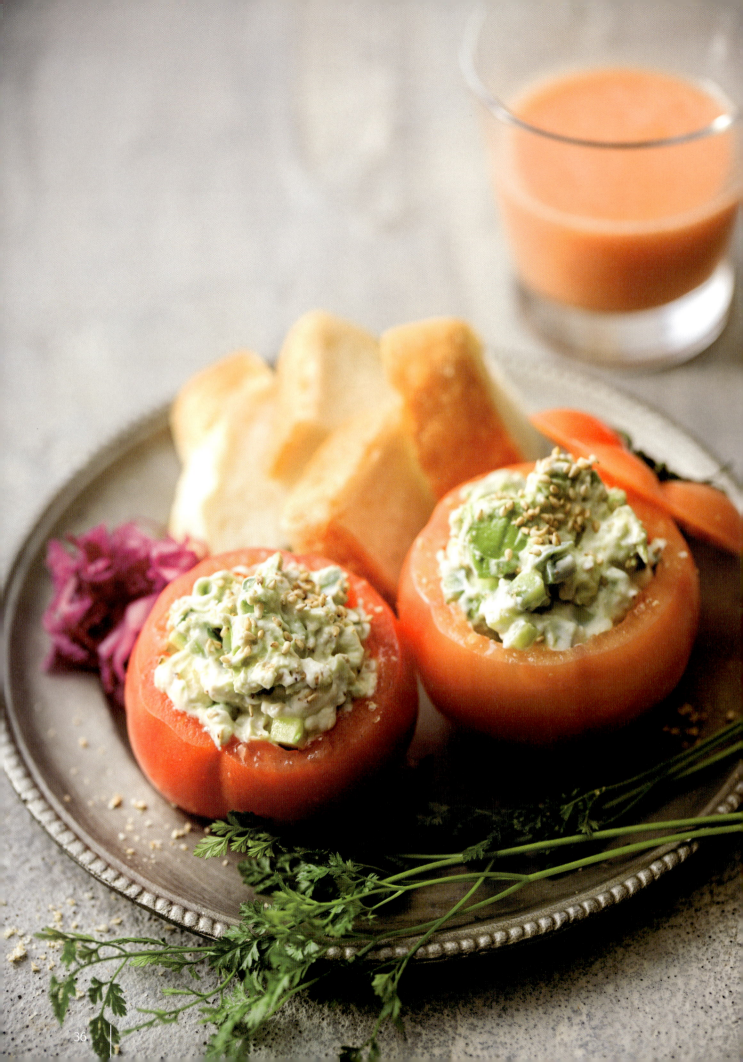

◇ アボガドと豆腐のトマトファルシ

さっと和えるだけで、おもてなし料理にもなるビューティサラダ。ビタミン豊富で抗酸化作用も高いトマトは、ビューティレシピには欠かせない食材。
くりぬいた中身はトマトジュースにして、一物全体でいただきましょう。

木綿豆腐 ＋ 練り白ごま　白ごま

材料 [2人分]

木綿豆腐の豆腐クリーム（P5参照）	大さじ2
アボカド	1/2個
きゅうり	1/2本
トマト	大2個
練り白ごま	大さじ1
にんにくすりおろし	少々
白ごま	少々

[調味料など]

塩	少々
オリーブオイル	大さじ1

作り方

1　アボカドは種と皮をとり、一口大に切ってレモン汁をかけておく。きゅうりは5ミリ角に切る。

2　豆腐クリームに練り白ごまとオリーブオイル、にんにくのすりおろし、塩を混ぜ合わせる。1のアボカドときゅうりにあえて、中身をくり抜いたトマトに入れ、白ごまをトッピング。

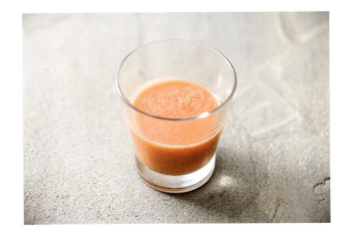

POINT

くりぬいたトマトの中身はミキサーなどで攪拌し、レモン汁と塩少々、オリーブオイル少々を混ぜて即席トマトジュースに。

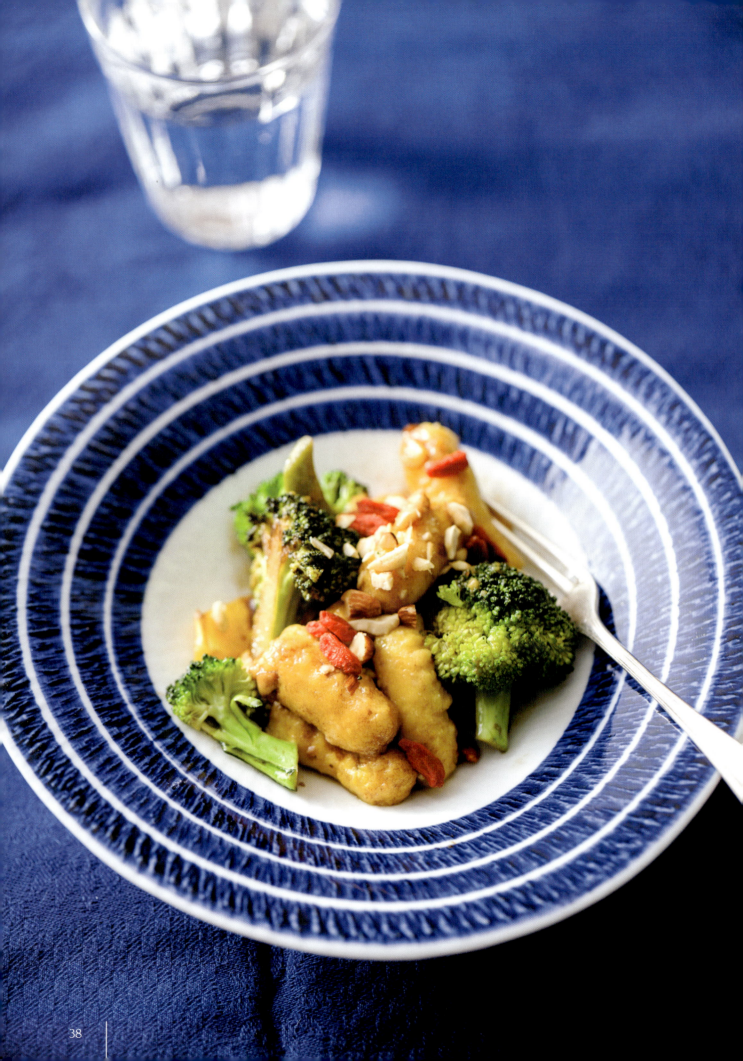

◈ 豆腐＆パンプキンニョッキの
バルサミコソース和え

白玉粉でつくる簡単ニョッキは、優しい甘さとナッツの香ばしさがクセになる味。良質なオイルをナッツから、肌が求めるビタミンをかぼちゃからいただく、美肌のための最強コンビネーションレシピです。

木綿豆腐 ＋ かぼちゃ くるみ

材料［2人分］

木綿豆腐	1/6丁
かぼちゃ	100g
にんにくのみじん切り	大さじ1
くるみ	大さじ2
アーモンド	大さじ2
白玉粉	100g
小麦粉	大さじ1
クコの実	大さじ1

［調味料など］

オリーブオイル	大さじ3
バルサミコソース	大さじ3

作り方

1　かぼちゃは蒸すなどして柔らかくし、皮と種を除いたものをつぶしておく。

2　1によく水気をきった木綿豆腐と白玉粉、小麦粉を混ぜ、よく練ってまとめる。

3　2を直径3センチ程度に丸め、小麦粉をまぶして（分量外）フォークの背を使ってコロコロ転がすようにして筋をつけ、円錐形にする。沸騰したお湯に入れて茹で、浮き上がってきたら取り出しておく。

4　フライパンにオリーブオイルを熱してにんにくを炒める。バルサミコ酢を加えて沸騰させて少しとろみをつけ、3のニョッキを加えてざっくり混ぜ合わせる。

5　仕上げに刻んで香ばしく軽く炒ったくるみとアーモンド、クコの実をトッピングする。

MEMO

かぼちゃの種類により水分量が異なりますので、生地がゆるい場合は小麦粉を加えるなどして調整してください。

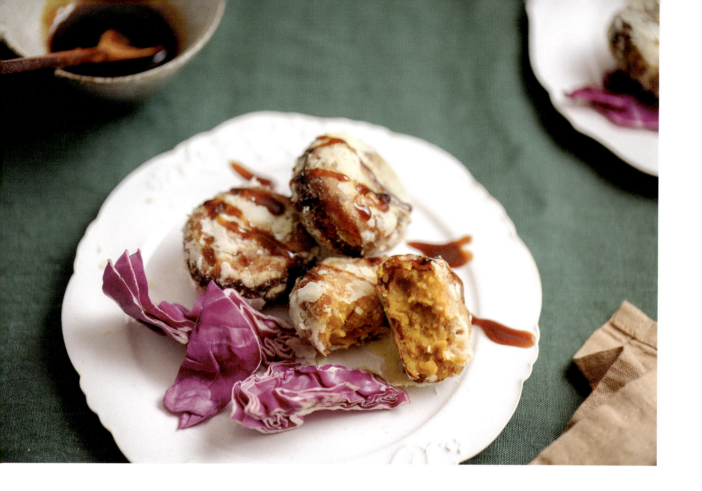

◇ かぼちゃとくるみの豆腐コロッケ

かぼちゃにお豆腐を混ぜ合わせて、程よい甘さと控えめカロリーに仕上げたベジコロッケです。スパイスを効かせることで、塩分控えめでもしっかり味をつけられます。くるみの食感が、心地よいアクセント。

木綿豆腐 ＋ かぼちゃ くるみ

材料［2人分］

木綿豆腐	1/4丁
かぼちゃ	1/4個
くるみ	大さじ4

［調味料・スパイスなど］

シナモン	少々
塩、こしょう	少々
カレー粉	少々
片栗粉	大さじ1＋適量
黒酢	大さじ4
砂糖	大さじ4
しょうゆ	大さじ2
揚げ油	適宜

作り方

1. かぼちゃを電子レンジなどで温め、柔らかくして皮ごとつぶす。大きめに刻んだくるみと豆腐、塩、こしょう、片栗粉大さじ1、シナモンを入れて混ぜ、小判型に丸める。焼くときに崩れないよう固めに成形するのがコツ。

2. 塩、こしょう、カレー粉、片栗粉をまぶし、多めの油で両面を焼く。

3. 黒酢、砂糖、しょうゆを鍋に入れてとろみがでるまで煮詰め、2の上にかける。

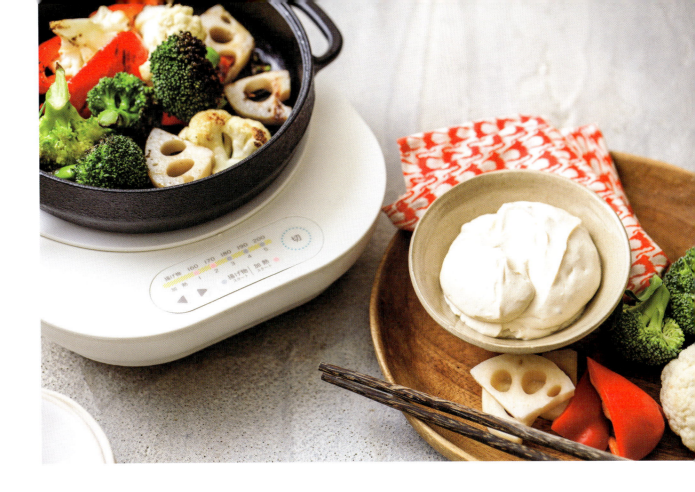

◇ 豆腐と白ごまフムスの焼き野菜サラダ

野菜を食べるのが止まらなくなる、豆腐と白ごまのフムス。豆腐と白ごまをミキサーで混ぜ合わせるだけの簡単で、罪悪感のないヘルシーなフムスです。これをマスターしたら、いろいろな味つけにトライしてみて。

木綿豆腐 ＋ 練り白ごま 赤パプリカ ブロッコリー

材料 [2人分]

●フムス
木綿豆腐 ―― 1/2丁
練り白ごま ―― 大さじ1
にんにくのすりおろし ―― 小1/2

[調味料など]
塩 ―― 少々
クミン ―― 少々
オリーブオイル ―― 大さじ1

●焼き野菜
ブロッコリー ―― 1/4本
赤パプリカ ―― 1/2個
カリフラワー ―― 適量
レンコン ―― 適量
その他、お好きな野菜

作り方

1　豆腐と白ごまのフムスをつくる。木綿豆腐で豆腐クリーム（P5参照）をつくり、さらににんにくのすりおろし、オリーブオイル、クミン、塩、練り白ごまを加えて攪拌する。

2　野菜は食べやすい大きさに切り、オリーブオイルを熱したフライパンで両面を焼く。1のディップにつけていただく。

BEAUTY RECIPE 2

「美肌力」を高める食材

肌や粘膜に潤いをもたらす食材と、肌の生成に欠かせないビタミン類が豊富な色の濃い野菜を上手に組み合わせて摂りましょう。ハリがあり、しみやシワ、吹き出物のないなめらかな美肌を、体の中からつくっていきます。

1
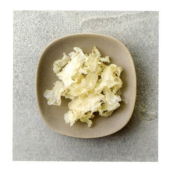

▸ 白きくらげ   平

植物性のコラーゲンの、ムチンという粘膜保護成分がたっぷり含まれていて、粘膜や肌を体の内側から潤わせる作用があります。皮膚の乾燥を改善し、潤いをアップ。美肌効果に優れた食材です。

2
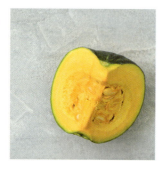

▸ かぼちゃ   温

脾と胃の働きを助け、胃腸の調子を整えます。血の巡りをよくし、冷えの解消にも効果を発揮します。疲労回復や老化予防、また粘膜を保護する作用もあるため美肌にも役立ちます。

3
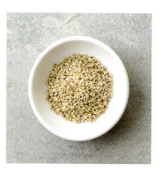

▸ 白ごま   平

美肌をつくる食材の代表格。肺の働きを整えて乾燥した皮膚や粘膜に潤いをもたらします。体全体の働きをよくし、便秘の改善も期待できます。カルシウムが豊富なので、骨粗しょう症や老化防止にも。

4
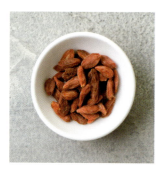

▸ クコの実   平

スーパーフードとしても注目の食材で、古くから中国で重宝されてきました。肝機能を高め、抗酸化作用にも優れています。潤す力があるので美肌にもよく、シミ予防や疲れ目にも効果を期待できます。

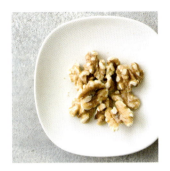

▶ くるみ

美肌を守るビタミンEを豊富に含み、腎の働きを補って老化防止にも役立ちます。便秘解消や健脳にもよいとされています。またホルモンバランスの調整にも役立ちます。

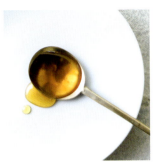

▶ はちみつ

肺を潤し、肌に潤いを与えて保護してくれます。咳止めにも役立ちます。解毒作用や便秘解消、疲労快復にも効果が期待できます。

―― これもおすすめ！ ――

▶ アボガド

コレステロールの排出を促すオレイン酸や、老化防止につながるビタミンE、美肌を守るビタミンB2が含まれる美容と健康に役立つ食材。貧血予防にもよいビタミンB12も。

▶ ブロッコリー

腎機能に働きかけ、胃腸の調子を高めます。美肌に欠かせないカロテンとビタミンCも豊富で、抗酸化作用も期待できます。

▶ 赤パプリカ

美肌に効果があるビタミンACEを多く含み、紫外線から肌を守り、皮膚の粘膜を保護する働きや高い抗酸化作用を持っています。

▶ 干ししいたけ

干ししいたけはビタミンDが増え、カルシウムの吸収を高めます。しいたけは補気類とされ、疲れ解消や老化予防にも。

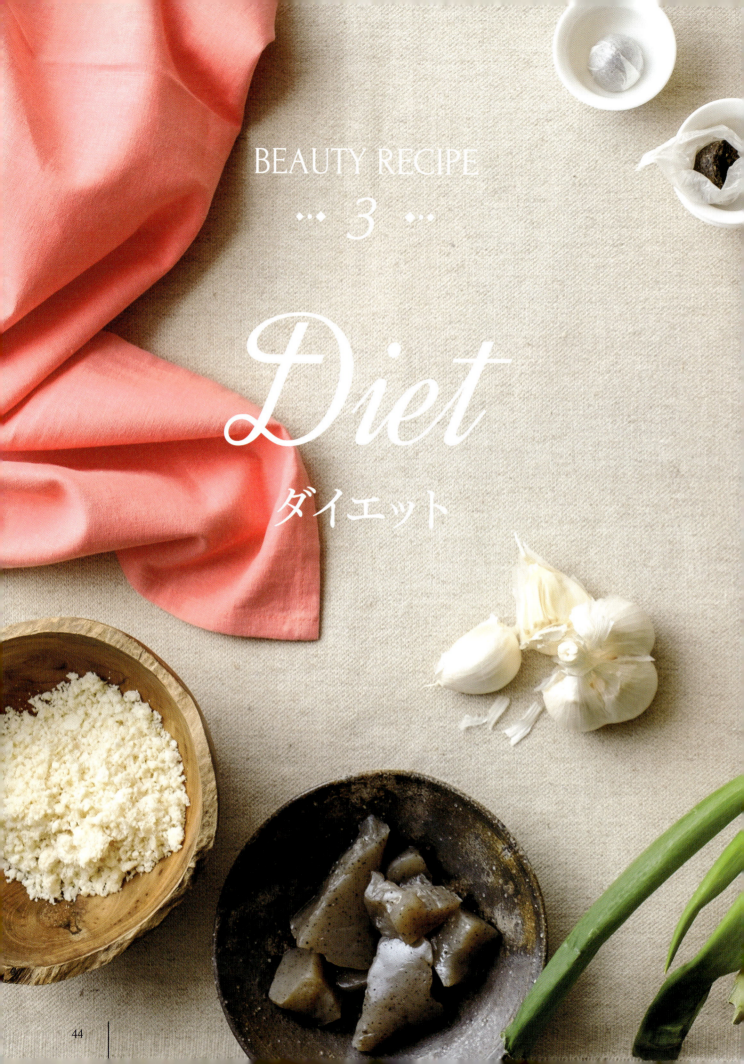

BEAUTY RECIPE
··· 3 ···

Diet

ダイエット

低カロリーレシピには、体を巡らせる食材を添えて

ダイエットには低カロリーで、食物繊維が多い食材を選ぶことが基本です。でも体を冷やして代謝を低下させてしまっては逆効果。しょうがやねぎ、香草類も活用し、体の巡りをよくして痩せやすい体質を目指しましょう。またこの章にはお豆腐の他に、おからも主役として登場します。おからは食物繊維が豊富で腹持ちがよく、いろいろとアレンジもできるのでぜひ気軽につかってみてください。

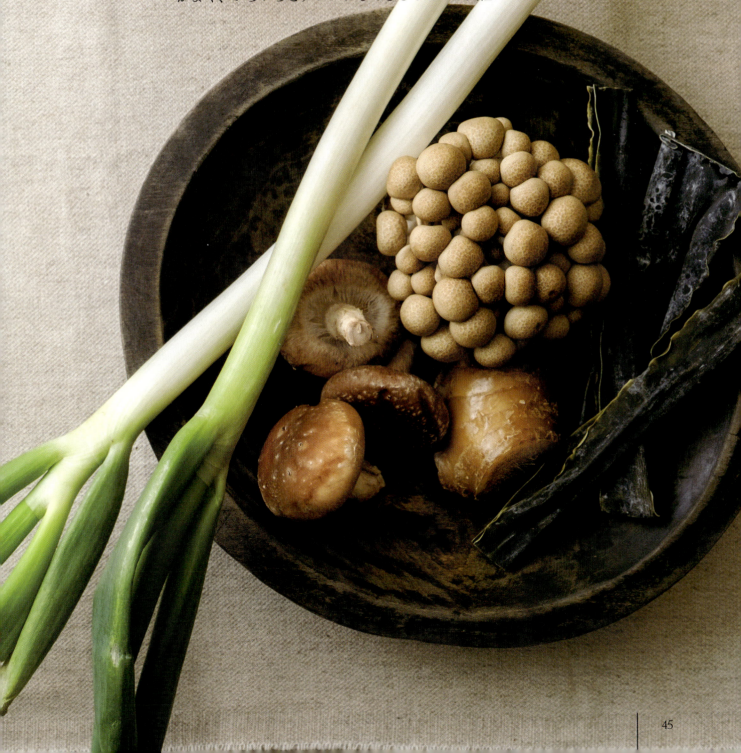

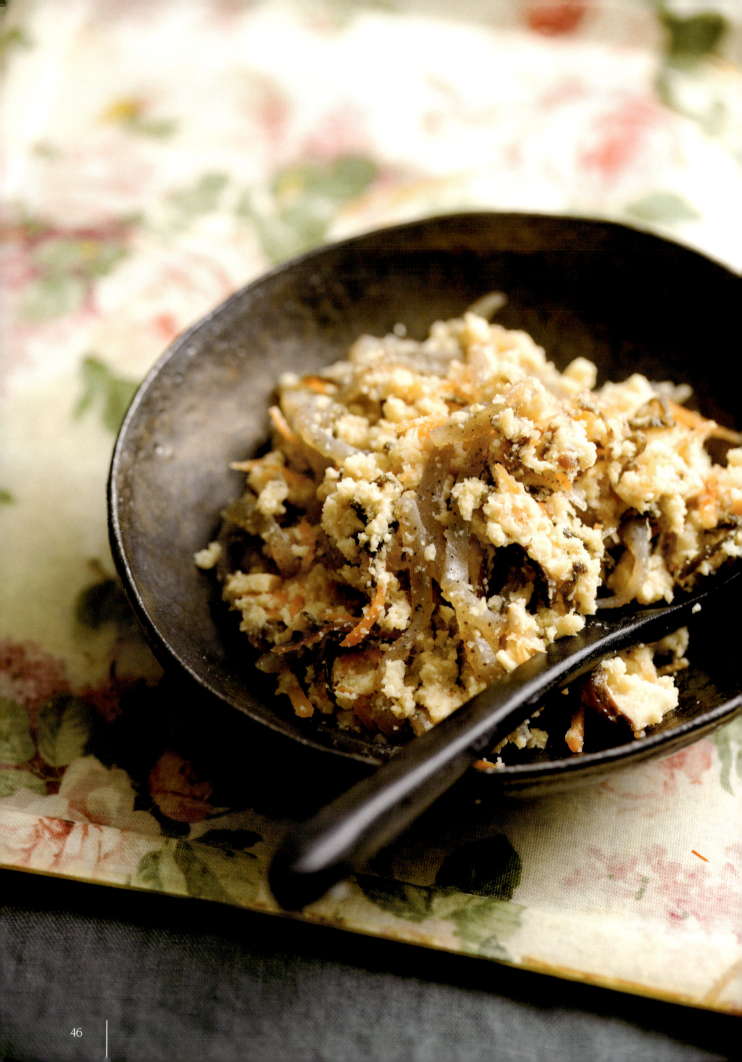

◈ かんたん卯の花

和食の定番でもある卯の花は、つくり方さえ覚えれば意外と簡単。いろいろな料理にアレンジできるので、たくさんつくってヘルシーな常備菜に。低カロリーで腹持ちのよいこんにゃくを一緒に入れて。

おから ＋ こんにゃく　にんじん　干しシイタケ

材料 [2人分]

おから	150g
こんにゃく	1/2個
干しシイタケ	3枚
にんじん	1/2本
白ごま	大さじ1
塩昆布	大さじ1

[調味料など]

しょうゆ	大さじ2
みりん	大さじ2
出汁	250cc

作り方

1　フライパンでおからと白ごまを合わせ、よく乾煎りする。

2　1に水で戻した干しシイタケとこんにゃく、にんじんの千切りを加え、よく炒める。出汁と塩昆布、しょうゆ、みりんを入れて味付けし、汁けがなくなるまで炒める。

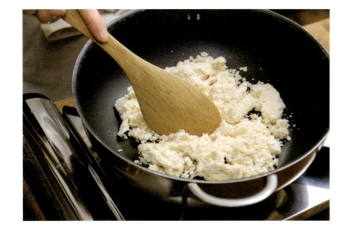

MEMO

おからはポロポロの状態になるまで、しっかり水分を飛ばして乾煎りしましょう。水分が抜けることで味が染み込みやすくなり、日持ちもよくなります。
また塩昆布を入れることでうま味も増し、簡単にぐっと美味しく仕上げられます。

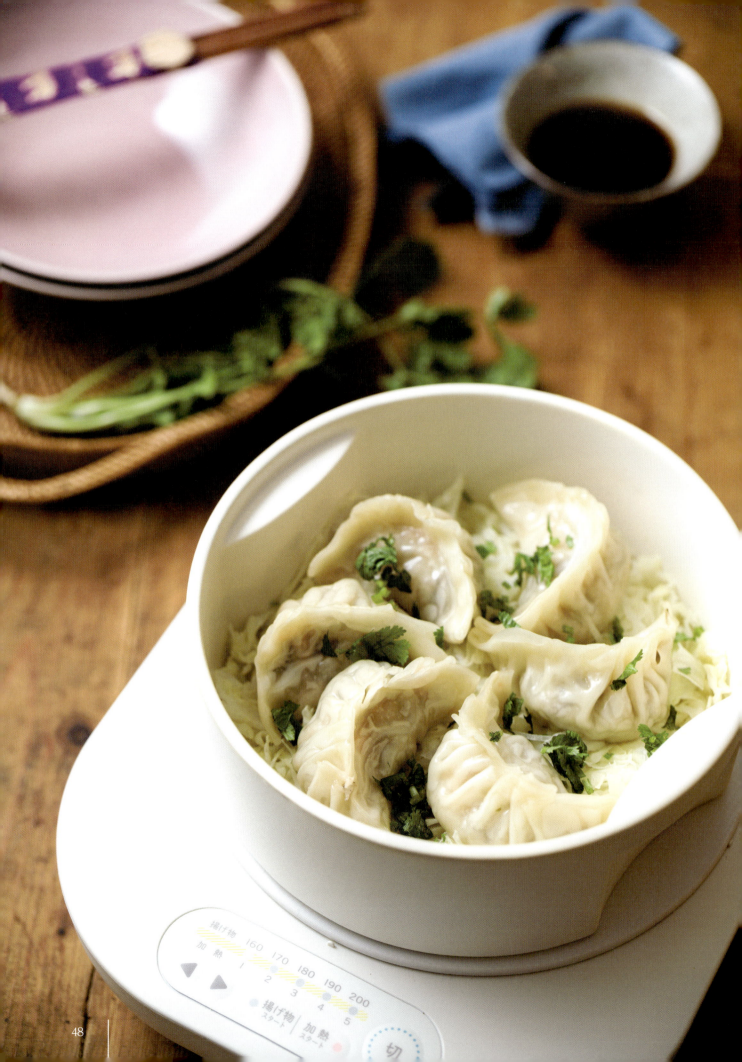

◈ 卯の花蒸し餃子

ふわふわ食感のおからが、もっちりした餃子の皮に包まれてがらっと雰囲気を変えた一品。餃子と一緒に野菜も蒸して、野菜いっぱいの食卓に。仕上げにパクチーなどの香草類を散らせば、体の巡りをさらにアップ。

おから ＋ こんにゃく にんじん 干しシイタケ

材料［2人分］

餃子の皮	8枚
キャベツ	適量
パクチー	適量
卯の花	大さじ8
黒酢	大さじ2

作り方

1. 卯の花をつくり（P47参照）、餃子の皮に包む。

2. 土鍋（P127参照）に水を100cc入れ、刻んだキャベツをたっぷり敷いた上に1の餃子を並べる。8分程度、中火〜弱火で蒸し、黒酢などをつけていただく。

   ※蒸し器などでもつくれます。

MEMO 1

皮をもっちりさせたいときは2枚重ねて包むともちもちとして、食べごたえのある蒸し餃子に。ゆで餃子にしても。

MEMO 2

卯の花は幅広くアレンジが効く料理で、お稲荷さんにするのもおすすめです。2等分に切った揚げに卯の花を詰め、トースターで焼くだけ。外はこんがり、中はジューシーな、手で持って食べやすい「卯の花お稲荷さん」が出来上がります。

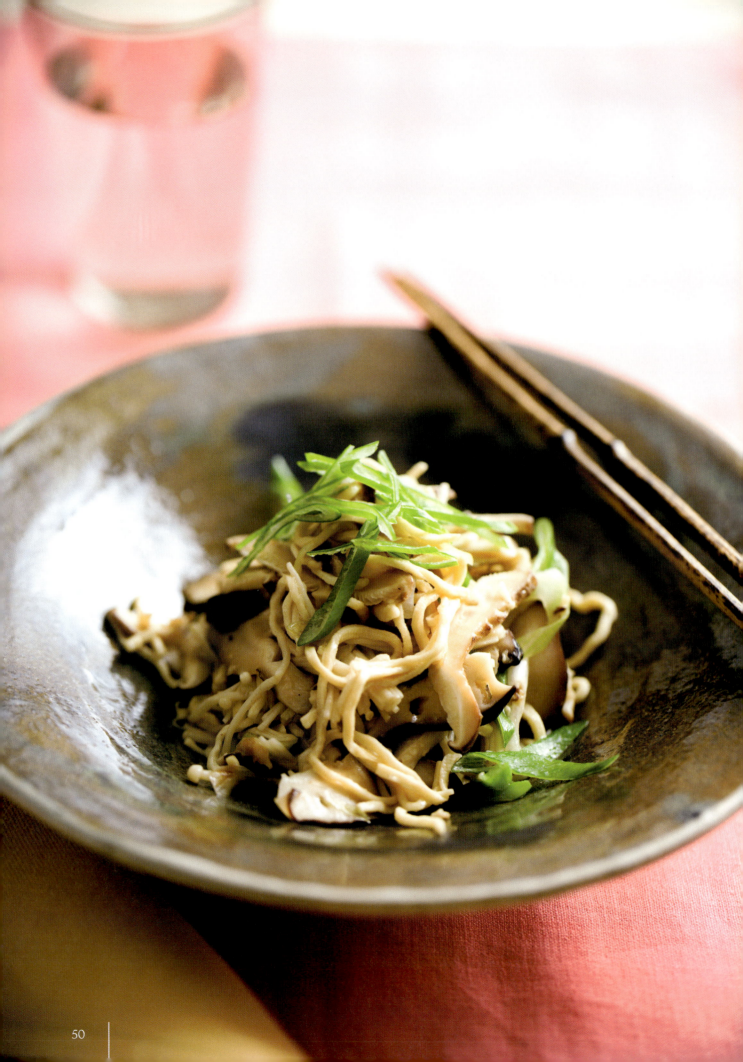

◇ 豆腐干糸と干しシイタケの塩焼きそば

さっぱりしていくらでも食べられる豆腐干糸の塩焼きそば。強火でしっかり焼き目をつけるように炒めるのがおいしさのポイントです。うま味もアップする干しシイタケと、老廃物の排泄や便秘解消に効果的なきのこ類もたっぷりと。

豆腐干糸 ＋ **干しシイタケ** **えのき**

材料［2人分］

豆腐干糸	1/2袋
干しシイタケ	2個
えのき	1/2袋
しょうが	10g

［調味料など］

塩	少々
しょうゆ	小さじ1
オイスターソース	小さじ1
ごま油	大さじ2

作り方

1 豆腐干糸を下ゆでし、水気をきってごま油をあえておく。

2 フライパンにごま油を熱し、生姜の千切り炒めてから1の豆腐干糸と干しシイタケの千切りを入れ、焦げ目がつくように強火で炒める。最後に2等分に切ったえのきも入れて炒め、しょうゆ、オイスターソース、塩で味を調える。

MEMO

このレシピではコクと旨味を出すために、オイスターソースを使用しています。ベジ対応のオイスターソースも市販されているので、そちらを使っても。さっぱり派の方は、お塩だけで調味してもおいしくいただけます。

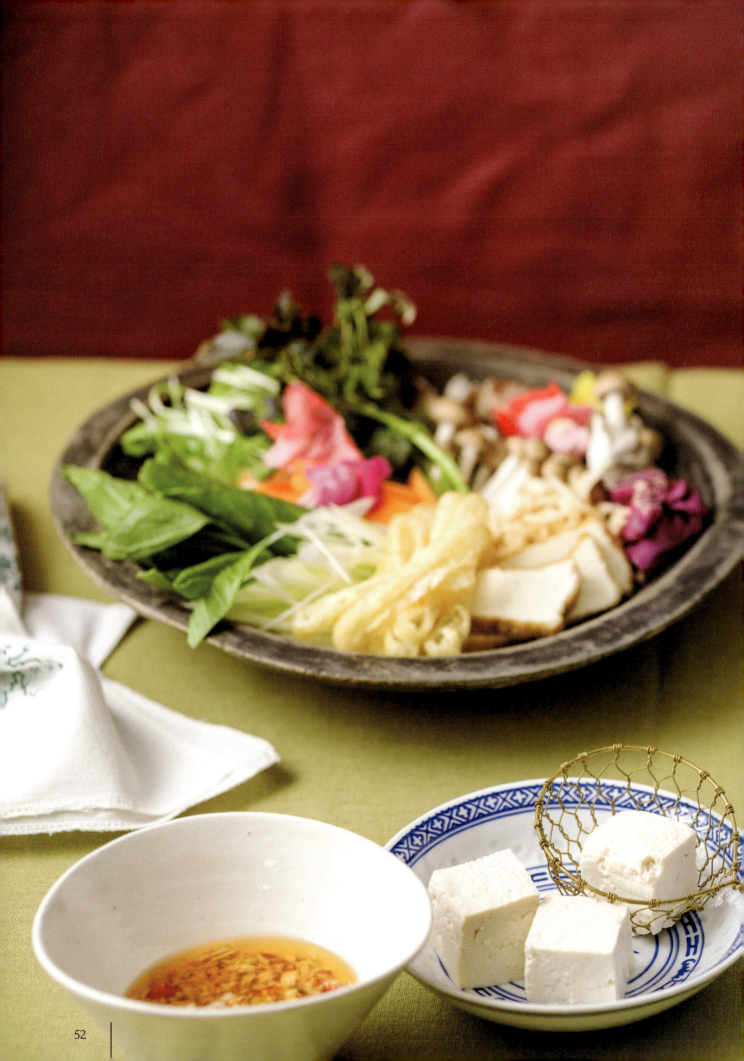

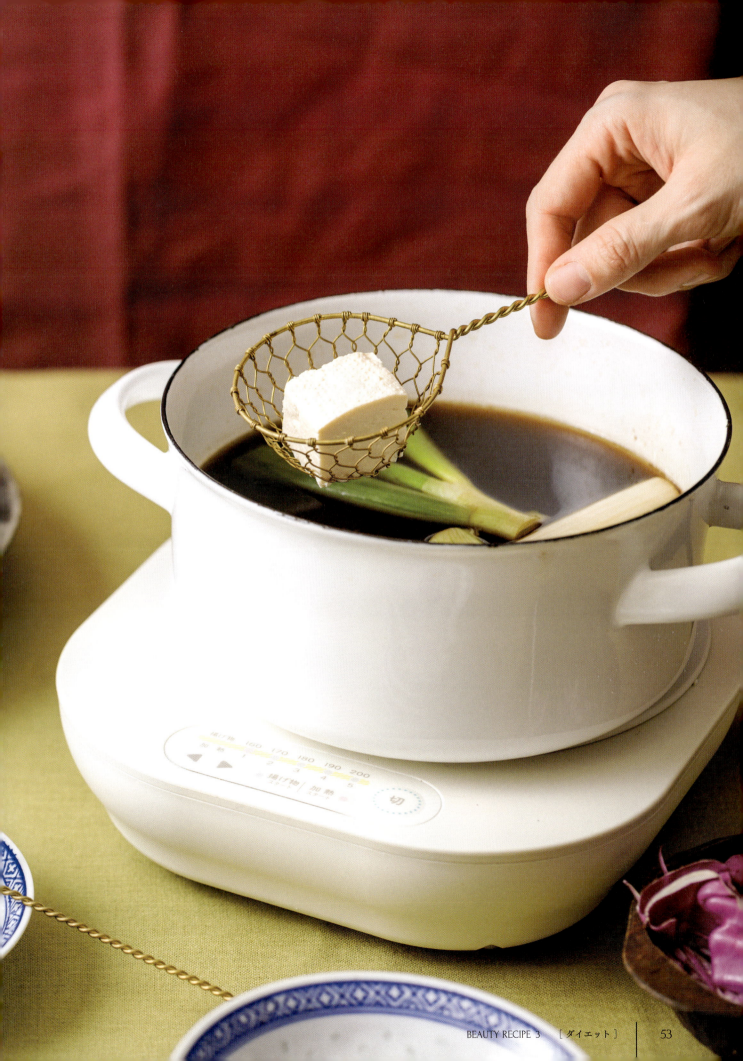

BEAUTY RECIPE 3　［ダイエット］　53

◇ 豆腐ときのこの薬膳しゃぶしゃぶ

プーアールの香りが立ち込めて、ダイエット効果に加えリラックスも期待できる薬膳鍋。
お豆腐ときのこだけでも、満足度の高いしゃぶしゃぶを楽しめます。プーアール茶には腸内環境を整え、新陳代謝を高める効能が。

絹ごし豆腐 ＋ きのこ　プーアール茶　しょうが　ねぎ

材料［2人分］

● しゃぶしゃぶ
絹ごし豆腐	1丁
お好きなきのこ	適量
プーアール茶	大1
しょうがスライス	4枚
ねぎの青い部分	1本分
水	1.2L

● つけダレ
ねぎのみじん切り	大さじ1
しょうがのみじん切り	大さじ1

［調味料など］
しょうゆ	大さじ2
ごま油	大さじ1
酢	大さじ1
コチュジャン	小さじ1/2

作り方

1 鍋に水を沸騰させ、ティーパックに入れたプーアール茶、しょうがスライス、ねぎを加え、10分程煮込み、しゃぶしゃぶ用のベースをつくる。

2 つけダレをつくる。ねぎとしょうがのみじん切りにしょうゆ、ごま油、酢、コチュジャンを混ぜて完成。

3 豆腐やキノコ類をしゃぶしゃぶし、つけダレでいただく。

※豆腐の種類はお好みで。絹の他、木綿や厚揚げなども入れて楽しんでください。

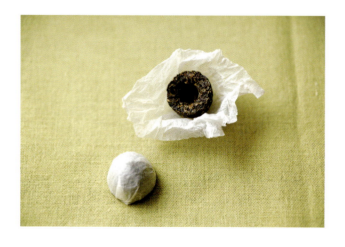

POINT

後発酵茶であるプーアール茶は、新陳代謝をよくするので、体の巡りが悪い方におすすめのお茶です。餅茶という大きな塊や、写真のように1回分の塊になったもの、また散茶といって固めていない状態のものもあります。種類も多いので、好みの味を探していろいろ飲んでみてください。

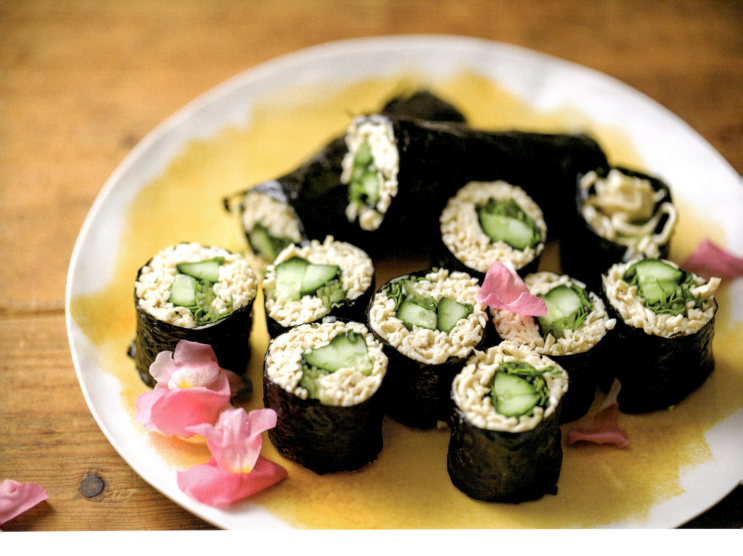

◇ 豆腐干糸のベジ海苔巻き

炭水化物を控えたい日におすすめのベジ海苔巻き。ごはんの代わりの豆腐干糸と野菜、新陳代謝を上げてくれる香草を組み合わせて、海苔でくるっと巻いたら完成です。まるでサラダのようにさっぱりいただけます。

豆腐干糸 ＋ 海苔 しそ

材料 [2人分]

豆腐干糸	1/2袋
きゅうり	1本
カイワレ大根	1/2パック
しそ	2枚
海苔	2枚

[調味料など]

塩	少々
ごま油	大さじ1

作り方

1. 豆腐干糸は下ゆでし、水気をきってからごま油と塩で下味をつけておく。きゅうりは1センチ角ほどの細長に切る。

2. 海苔に豆腐干糸をのせてからしそ、きゅうり、かいわれ大根をのせる。海苔巻きの要領で巻いて完成。しょうゆなどをつけていただく。

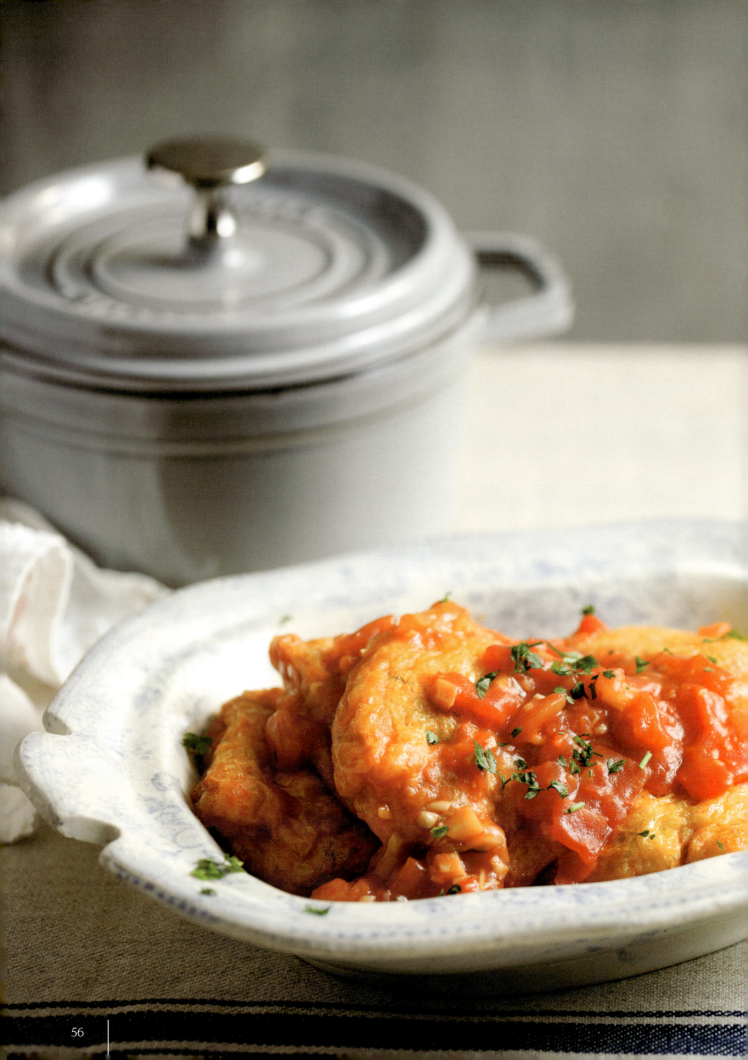

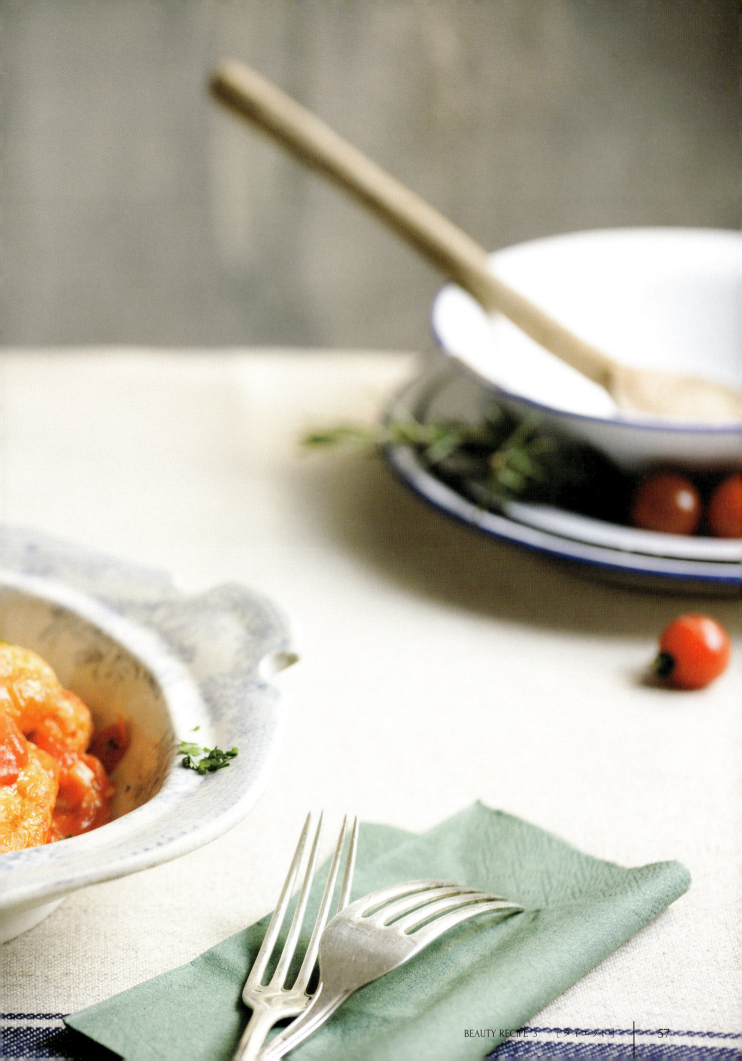

◇ 高野豆腐ときのこの巾着 トマトソース煮込み

高野豆腐のしっかりした食感で、ヘルシーなのに食べた感もばっちりなトマト風味の和風イタリアン。
食物繊維もたっぷりで、ダイエット中のお腹も満足させられる一品です。

高野豆腐・揚げ ＋ **しいたけ**

材料［2人分］

高野豆腐	2個
揚げ	2枚
しいたけ	4個
玉ねぎ	1/4個
にんにくのみじん切り	大さじ1
トマトの缶詰め	1缶

［調味料など］

片栗粉	大さじ2
オリーブオイル	大さじ1
塩	小さじ1
砂糖	小さじ1
しょうゆ	大さじ1

作り方

1. 高野豆腐は水でもどしてから水気をきり、細かくみじん切りにする。しいたけ、玉ねぎも5ミリほどに刻み、高野豆腐と合わせて片栗粉と混ぜ合わせる。

2. あげを2等分に切り、中に1を詰め込む。

3. フライパンにオリーブオイルを熱してにんにくを炒め、缶詰のトマトを入れてしっかり潰す。調味料を加えて2を並べ入れ、蓋をする。弱火〜中火で10分少々蒸し煮。

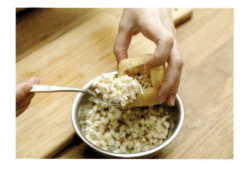

POINT

ポイントは具材に片栗粉をあえておくことと、揚げに詰めたら上から少し押して、具と揚げを密着させること。蒸し煮中もお皿に盛ってからも中身が出てきにくくなります。

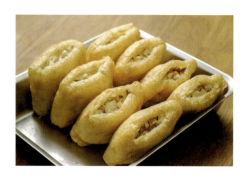

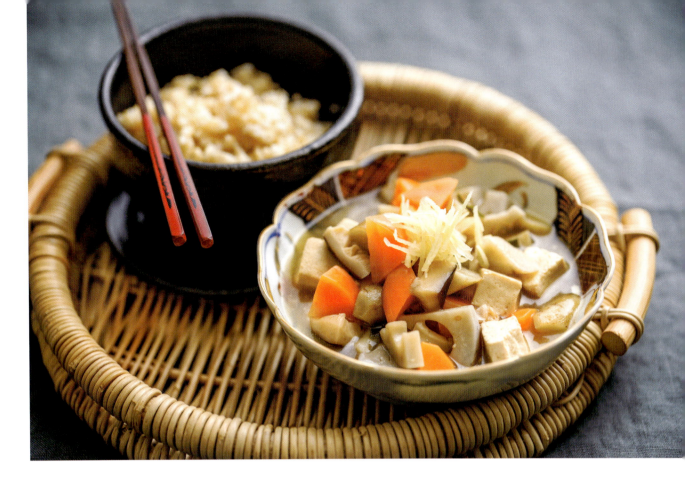

◇ お豆腐のけんちんあんかけ

木綿豆腐とたっぷりの根菜を、あんかけのとろみでボリューム感のあるおかずに。ごはんにかけて丼風にいただくのもおいしいです。食べごたえのある根菜類は、ダイエット中こそ摂りたい食材。

木綿豆腐 ＋ ごぼう　れんこん　しいたけ　えのき　こんぶ　しょうが

材料［2人分］

木綿豆腐	1/2丁
ごぼう	1/4本
れんこん	100g
干しシイタケ	2個
こんぶ	10センチ程度
えのき	1/2袋
にんじん	1/2本
しょうが	適量

［調味料など］

水	500cc
しょうゆ	大さじ2
みりん	大さじ2
塩	少々
砂糖	小さじ2
片栗粉	大さじ2

作り方

1　干しシイタケは、こんぶとともに500ccの水に入れて出汁をとっておく。

2　ごぼう、れんこん、にんじんは小さめの乱切りにし、えのきは3センチほどの長さに切る。出汁をとった干しシイタケも4等分に切る。

3　鍋にごま油を熱し、刻んだ生姜を入れて炒め、さらに2の野菜を入れて全体に油を行き渡らせる。1の出汁を入れた後、1センチ角程度に切った木綿豆腐を加えて、約10分ほど中火で煮込む。

4　仕上げに調味料と、水大さじ4で溶いた片栗粉を入れ、最後に塩で味を整える。

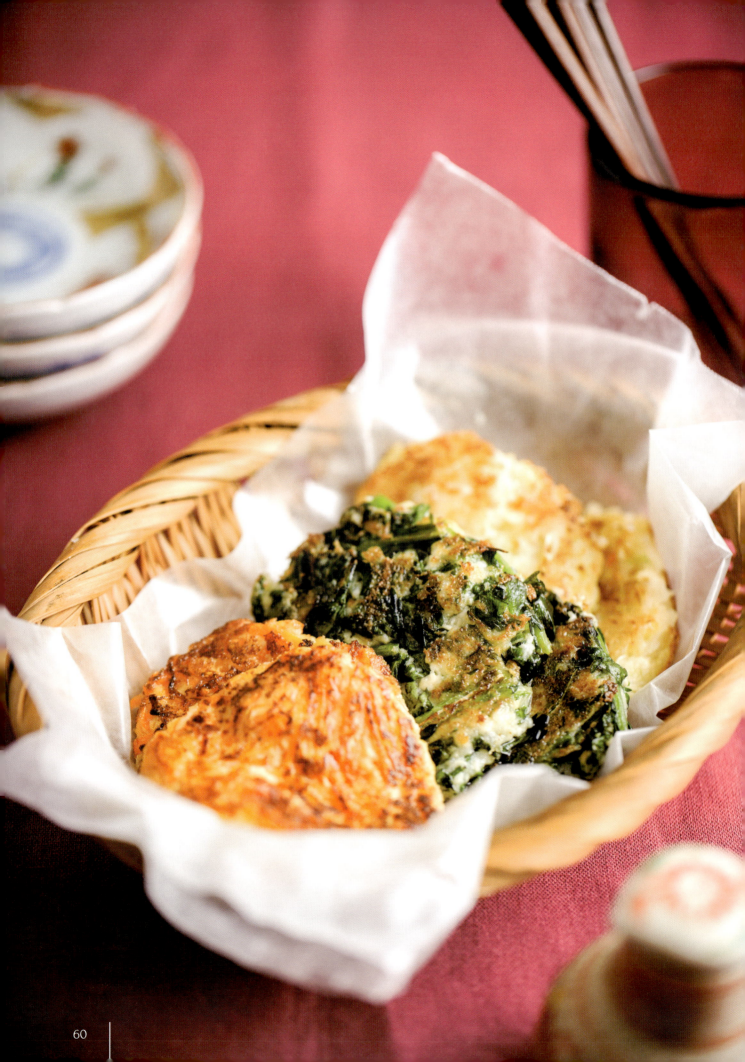

◇ 豆腐とカラフル野菜のお焼き

ほぼ野菜とお豆腐だけの、とってもヘルシーなお好み焼き風お焼き。山芋のとろみで具材をまとめるので、粉類もほんの少しで十分です。滋養強壮に役立つ山芋は、
肌やのどを潤し、アンチエイジングにもよい優秀な美容食材でもあります。

木綿豆腐 ＋ にんじん 山芋

材料［2人分］

木綿豆腐	1/2丁
キャベツ	1/16個
にんじん	1/3本
春菊	1/4束
山芋	50g

［調味料など］

片栗粉	大さじ2
塩	少々
油	大さじ3

作り方

1. 水気をきった豆腐と、すり下ろした山芋、片栗粉、塩を合わせて3等分にする。

2. キャベツ、にんじんは千切り、春菊は3センチ程度の長さに切る。1とそれぞれの野菜と混ぜ、手でよく練り合わせる。

3. それぞれを2、3個ほどに分けて薄い楕円をつくり、フライパンで両面をこんがりと焼きあげる。ソースなどつけていただく。

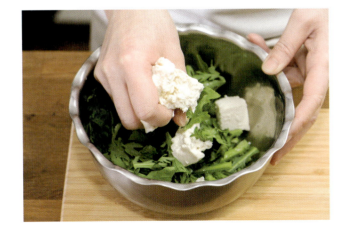

POINT

豆腐と野菜を混ぜるときは、手を使いましょう。練るようにしながらしっかり混ぜて、なめらかにします。

BEAUTY RECIPE 3

「ダイエット」に効果的な食材

ダイエットには低カロリーで食物繊維の多い食材と、体の巡りをよくして代謝を高める食材を合わせて摂ることが大切です。お豆腐と組み合わせることで、植物性たんぱく質もしっかりとれるお腹満足のレシピになります。

1

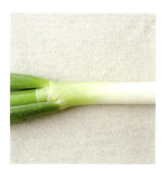

▶ ねぎ

温

体を温め、血行をよくする作用があります。発汗作用があるため、初期の風邪にもよく、解毒効果も持ち合わせています。

2

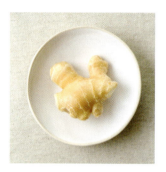

▶ しょうが

温

発汗作用や新陳代謝をアップさせる働き、解毒作用があります。冷えや初期の風邪、胃のむかつきの対処に重宝する食材です。発汗作用で水を代謝するので、冷えによるむくみ解消にも役立ちます。

3

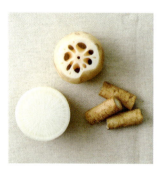

▶ 根菜類

食物繊維が豊富で便秘にもよく、ダイエット、デトックスには欠かせません。体を冷やすものが多いため、冷え性の方は控えめにすることをおすすめします。大根は生で摂ると、消化を助ける作用があります。

4

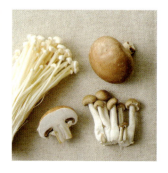

▶ きのこ類

えのきたけ（平）は老廃物の排泄、便秘解消、疲労快復。しめじ（涼）は血を補い、便通をよくする効能。しいたけ（平）は免疫力を高め、疲労回復を。マッシュルーム（温）は腎機能、消化機能を高めます。まいたけ（温）は新陳代謝をよくし、ダイエットにも◎。

5

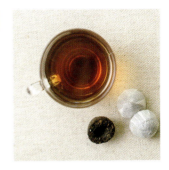

▶ プーアール茶 涼

後発酵茶として腸内環境を整えたり、新陳代謝をアップする作用があります。特に体の巡りが悪い人におすすめです。コレステロールを排出し、腸環境を整えます。

6

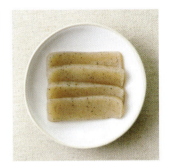

▶ こんにゃく

こんにゃくに含まれるグルコマンナンは胃腸で消化されにくく、低カロリーのダイエット食としてもおすすめの食材です。解毒効果や体内の熱を下げる作用があり、むくみ解消に役立ちます。

7

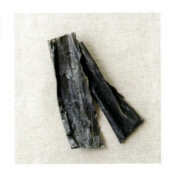

▶ 海藻類

海藻類には新陳代謝を促す甲状腺を、正常に作用させるヨウ素が多く含まれていて、アンチエイジングにも関わる腎機能をアップさせるので女性は特に摂りたい食材です。わかめ（寒）には、利尿効果が。老廃物の排泄や体内の熱を冷ますのに役立ちます。ひじきは鉄分も多く、美髪効果も。※写真はこんぶ

―― ――

▶ キャベツ 平

五臓を補う作用があり、ビタミンUが胃の粘膜保護に役立ちます。胃腸虚弱に◎。

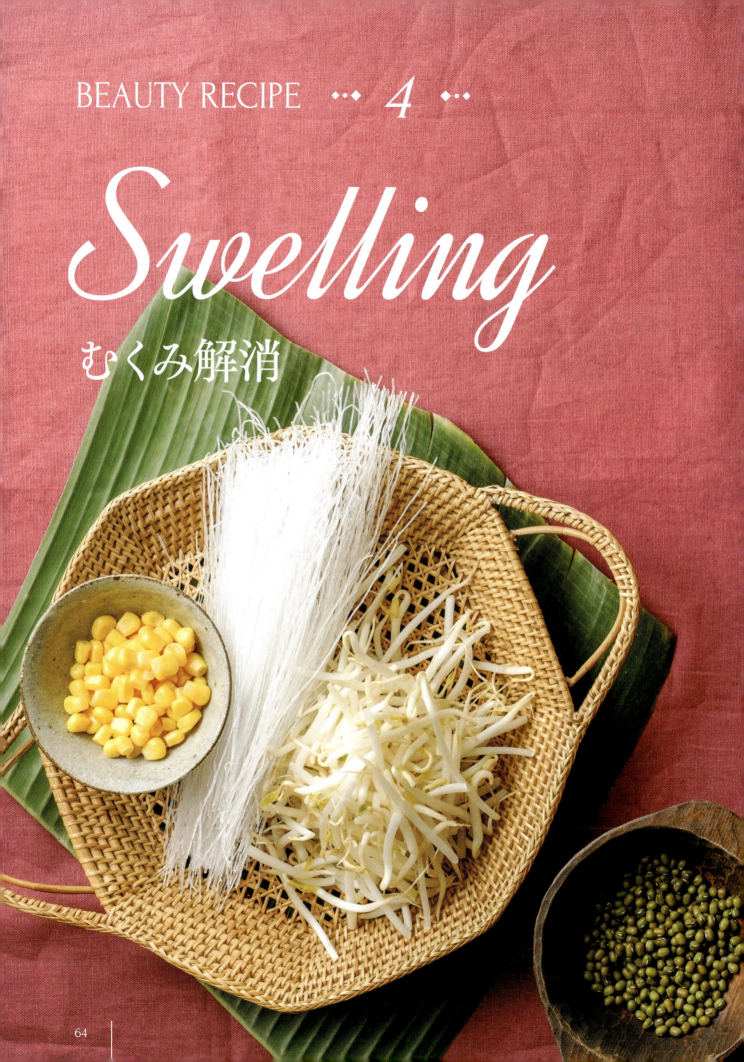

BEAUTY RECIPE ··· *4* ···

Swelling

むくみ解消

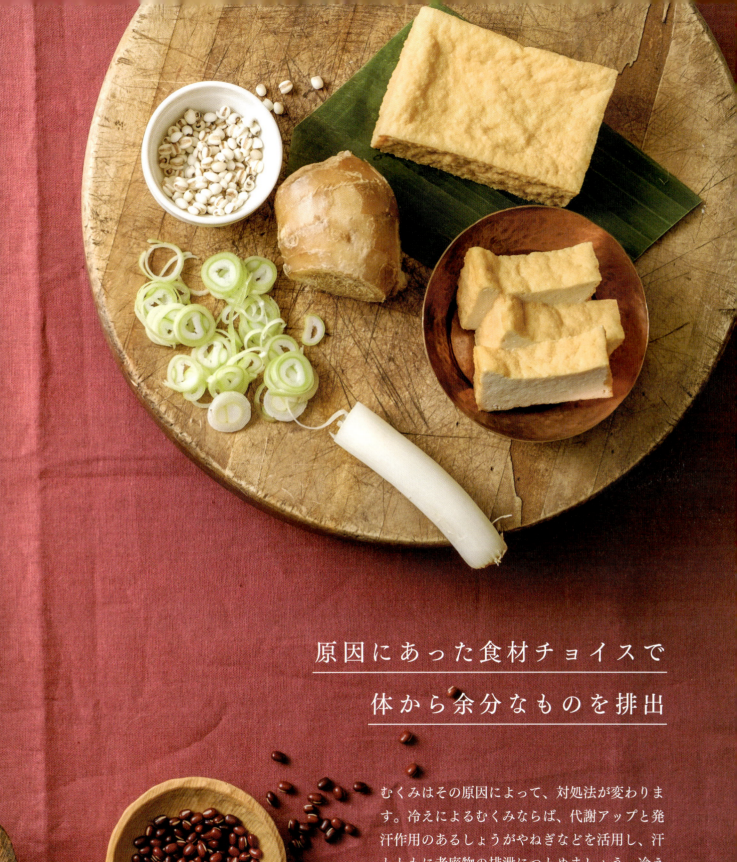

原因にあった食材チョイスで
体から余分なものを排出

むくみはその原因によって、対処法が変わります。冷えによるむくみならば、代謝アップと発汗作用のあるしょうがやねぎなどを活用し、汗とともに老廃物の排泄につとめましょう。冷えはあまり気にならないという方は、利尿効果の高いとうもろこしやハト麦、豆類で体の中の余分な水分を排出します。お豆腐も豆からできている食材なので、利尿効果を期待できます。

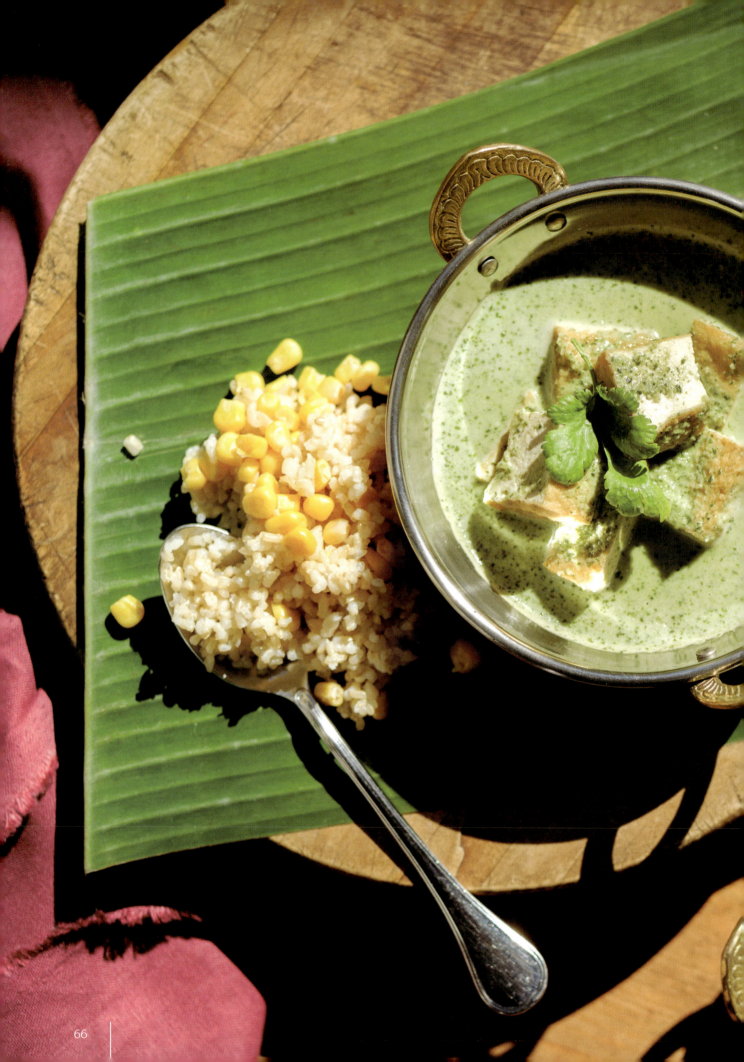

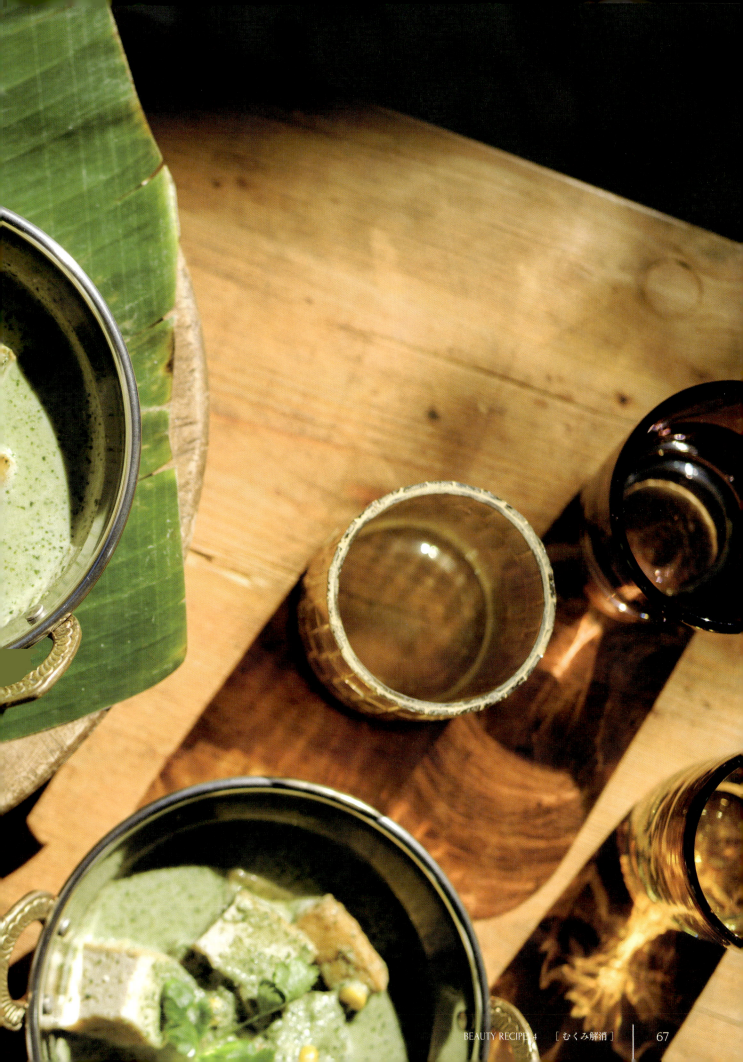

◇ 厚揚げの和風グリーンカレー

身近な食材だけでつくれる、しその香りが爽やかなグリーンカレー。辛くないので子どもも一緒に食べられるのもうれしいところ。代謝を上げてくれるにんにく、香味野菜で冷え＆むくみ対策もばっちりです。

厚揚げ ＋ **にんにく** **しょうが** **しそ**

材料［2人分］

厚揚げ	1丁
春菊	1/2束
しそ	10枚
にんにく	1かけ
しょうが	1かけ

［ 調味料など ］

レモン汁	大さじ2
ココナッツミルク	200cc
水	50cc
塩	小さじ1
しょうゆ	大さじ1
砂糖	小さじ1
オリーブオイル	大さじ1

作り方

1　春菊、しそ、レモン汁、オリーブオイル、にんにく、しょうが、ココナッツミルクをフードプロセッサーに入れ、ペースト状にする。

2　鍋に1と水、塩、しょうゆ、砂糖を合わせ、一口大に切った厚揚げを入れて10分程度煮込む。

MEMO

しそと春菊によってグリーンの色みと風味を出したグリーンカレーです。辛くないので、辛いものや刺激物が苦手なお子さまにも召し上がっていただけます。フードプロセッサーでペースト状にするときは、滑らかになるまでしっかり攪拌しましょう。
仕上げに片栗粉大2を水で溶いたものでとろみをつけると、よりごはんに絡んで食べやすくなります。さっぱり派の方はそのままで。

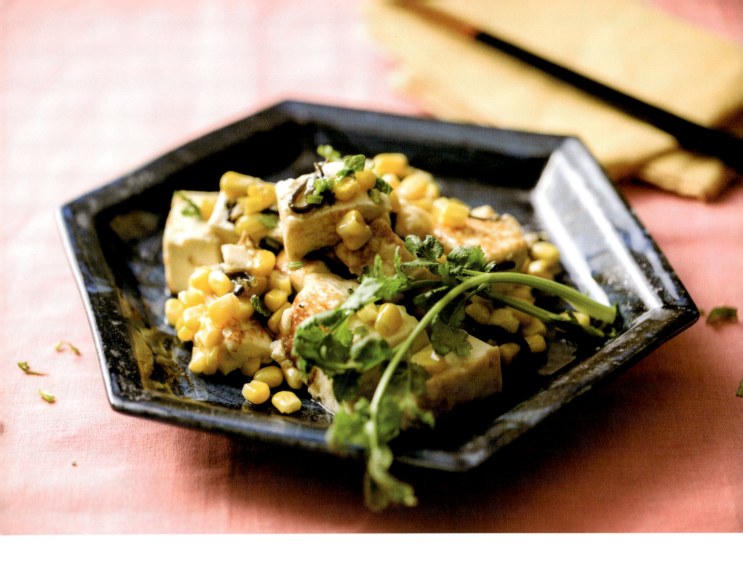

◇ 豆腐のとうもろこしチャンプルー

とうもろこしはむくみの大敵である余剰な水分を排泄する作用があり、気の巡りもよくします。
お豆腐と組み合わせることで、さらに効果がアップ。冷たいものを摂りすぎがちな夏の季節にもおすすめです。

木綿豆腐 ＋ とうもろこし　しょうが

材料［2人分］

木綿豆腐	1/2丁
とうもろこし	1/2本
（または缶詰1缶）	
しょうがのみじん切り	大さじ1

［調味料など］

ごま油	大さじ1
塩昆布	ひと掴み
塩、こしょう	少々

作り方

1　木綿豆腐を水きりし、2センチ角に切る。とうもろこしは実だけを取る。

2　フライパンにごま油を熱し、しょうがのみじん切りを炒めて香りが出てきたら1を加える。お豆腐にこんがり焼き目がつくように炒め、塩昆布を入れてざっくり混ぜ合わせる。最後に塩、こしょうで味をととのえる。

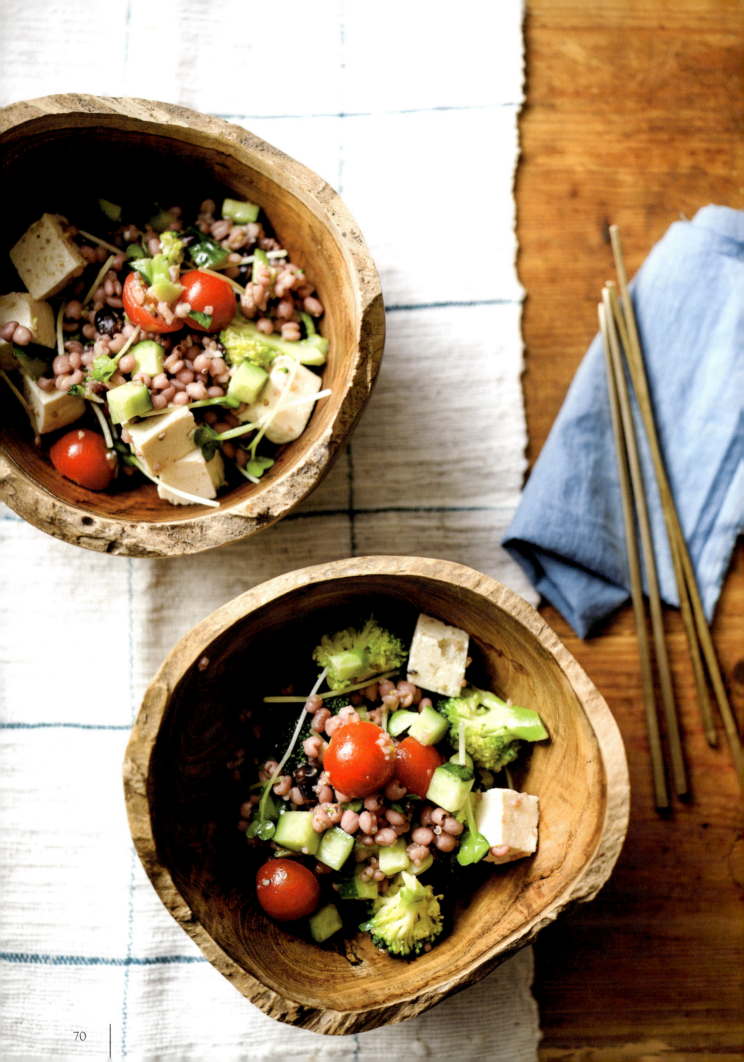

◈ お豆腐雑穀サラダ

存在感のある堅豆腐のおかげで、少量の雑穀でも満足度の高いサラダごはんに。ハト麦は胃腸の調子も高めてくれるので、胃腸が弱くてむくみやすい人にもおすすめです。美肌にもよい食材です。

堅豆腐 ＋ **ハト麦**

材料［2人分］

堅豆腐	1/4丁
雑穀	15g
ハト麦	大さじ3
プチトマト	3〜4個
きゅうり	1/2本
ブロッコリー	少量

［調味料など］

レモン汁	大さじ1
酢	大さじ1
オリーブオイル	大さじ2
塩	少々

作り方

1 堅豆腐は1センチ程度の角切りにしておく。雑穀とハト麦は柔らかくなるまで茹で、水気をきる。

2 トマトときゅうりは1センチ程度に角切りし、ブロッコリーは茹でて小さく刻んでおく。

3 1と2をレモン汁と酢、オリーブオイル、塩を混ぜたドレッシングでざっくりあえて完成。

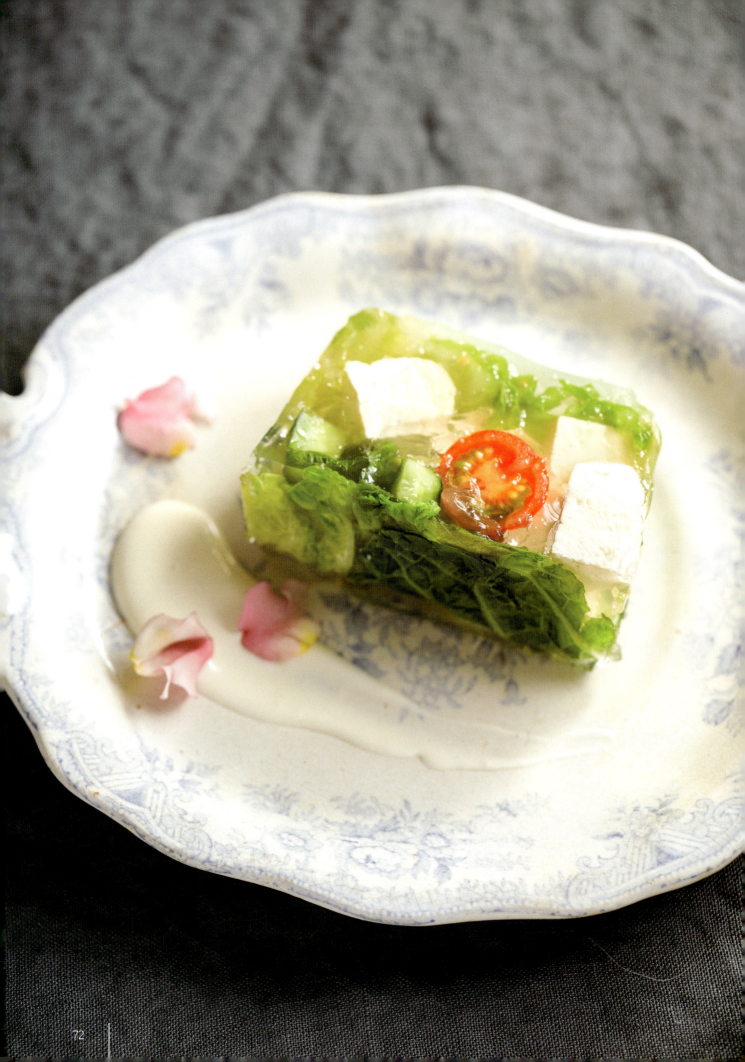

◈ 豆腐と野菜のゼリー寄せ

お豆腐と野菜をゼラチンで固めるだけなのに、おもてなし料理の前菜にもなるおしゃれな一品。
和風だしが効いたゼリー寄せは、豆腐クリームをつけて食べると本格フレンチの味わいに。

木綿豆腐 ＋ **しょうが**

材料［2人分］

木綿豆腐	1/4丁
木綿豆腐の豆腐クリーム（P5参照）	大さじ4
レタス	3、4枚
プチトマト	6個
きゅうり	1/2本
しょうがのスライス	3枚

［調味料など］

レモン汁	大さじ2
出汁	500cc
塩	小さじ1
しょうゆ	小さじ1/2
ゼラチン	10g

作り方

1　こんぶと干ししいたけでとった出汁に塩としょうがのスライス、しょうゆを加えてひと煮たちさせる。生姜のスライスを取り出し、粉ゼラチンを溶かし入れてからレモン汁を入れ、冷ましておく。

2　レタスはさっとお湯にくぐらせて柔らかくし、豆腐ときゅうりは1センチ角、トマトは1/2等分に切る。

3　1が常温に冷めたら、テリーヌ型などにレタスを敷き詰めて1を流し込む。2の豆腐と野菜をバランスよく散らし、冷蔵庫で2時間ほど冷やし固める。

4　ゼリーが固まったら2センチ程度の厚さに切り、皿に盛る。豆腐クリームに塩少々を入れて混ぜ合わせ、ゼリーに添える。

MEMO

レシピではゼラチンを使用していますが、最近注目のアガーを代用してもつくれます。アガーは海藻からつくられているのでさらにヘルシーになりますね。どちらを使っても型から外すときは崩れやすいので注意が必要。葉物野菜を型の側面に入れ、ゼリーを覆うようにすることで取り出しやすく、切りやすくなります。

BEAUTY RECIPE 4　［むくみ解消］

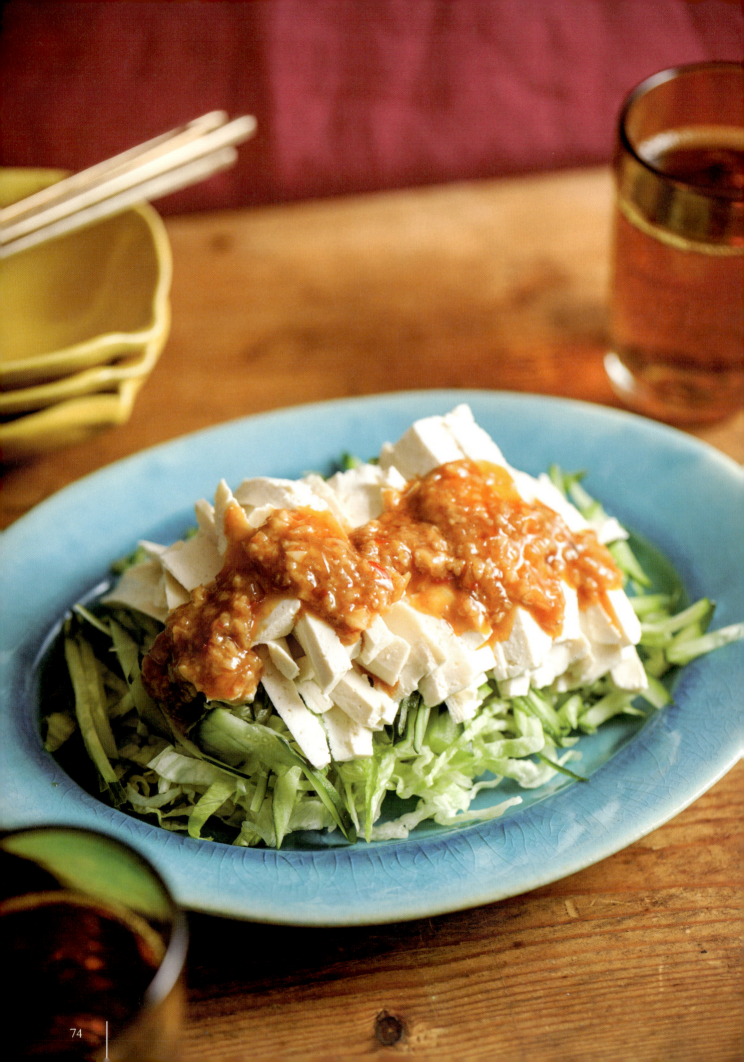

◇ 堅豆腐の簡単よだれ鶏風サラダ

切り方をちょっと工夫するだけで、堅豆腐がまるで鶏肉のような見た目に！甘酒でつくるタレも絶品です。
甘酒は飲む点滴ともいわれ、腸内環境を整え、免疫力をアップしてくれる最近注目の食材。
美肌効果にもすぐれています。

堅豆腐 ＋ にんにく しょうが

材料［2人分］

堅豆腐	1/2丁
きゅうり	1/2本
トマト	1/2個
レタス	適量
ねぎのみじん切り	大さじ2
にんにくのみじん切り	大さじ2
しょうがのみじん切り	大さじ2

［調味料など］

しょうゆ	大さじ2
水	大さじ2
豆板醤	小さじ2
甘酒	大さじ2

作り方

1. 堅豆腐は1センチ幅ほどで斜めに切り、さらに1センチほどの厚さになるように斜めに切る。
2. きゅうりとレタスは千切りに、トマトは薄切りにしておく。
3. 調味料を全部あわせたものをフライパンで熱し、少し照りがでるまで煮詰める。
4. お皿に野菜をのせ、その上に1の堅豆腐をのせて3のタレをかける。

POINT 堅豆腐は写真左のように角から斜めに切っていき、すべて切り終えたら、写真右のように斜めに包丁を入れて板状にしていきます。

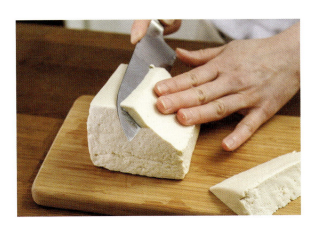 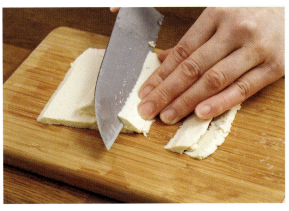

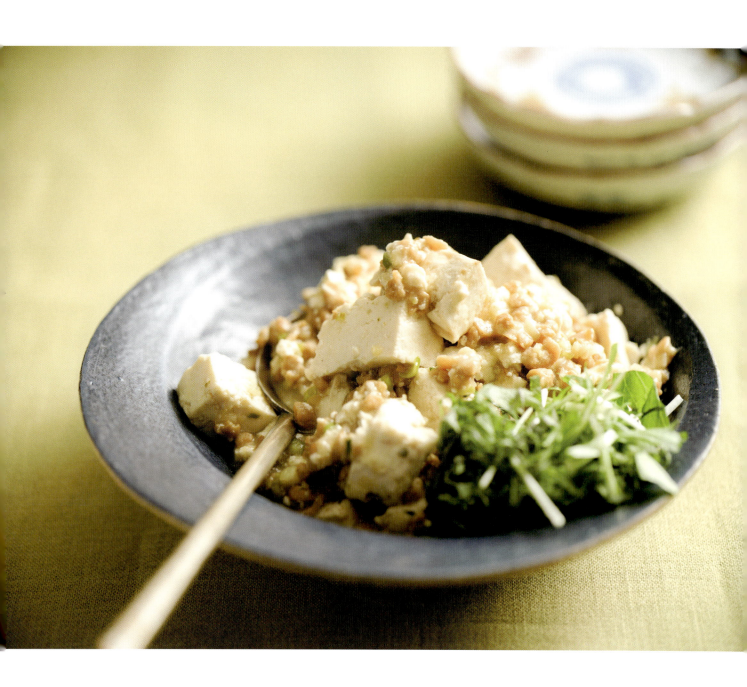

◇ さっぱりヘルシー柚子胡椒の麻婆豆腐

大豆ミートとお豆腐とつかった、お肉なしのベジ麻婆豆腐。大豆ミートはお肉のような食感で、食べごたえも抜群の高たんぱく食品。柚子胡椒を主役にした味付けで、さっぱりといただきます。

木綿豆腐 ＋ ねぎ しょうが にんにく

材料［2人分］

木綿豆腐	1/2丁
大豆ミートミンチ	20g
ねぎのみじん切り	大さじ2
しょうがのみじん切り	大さじ2
にんにくのみじん切り	大さじ2

［調味料など］

柚子胡椒	小さじ1
しょうゆ	小さじ1
水	100cc
片栗粉	小さじ1
ごま油	大さじ1.5
塩、こしょう	少々

作り方

1　大豆ミートを5分ほど水に戻し、ふっくらしたら水気をしっかり絞る。その後、塩、こしょうとごま油小さじ1で下味をつける。

2　フライパンにごま油大さじ1を熱し、ねぎ、しょうが、にんにくのみじん切りを入れ、香りが出るまで炒める。柚子胡椒と1の大豆ミートを加えてよく炒める。

3　2に2センチ角に切った豆腐と水、しょうゆを入れ、5分ほど煮込んだら仕上げに水で溶いた片栗粉でとろみをつける。

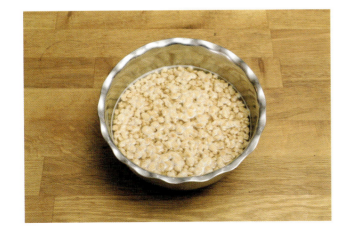

POINT

大豆ミートミンチはお肉のような食感の大豆加工品。乾物なので保存がきき、いつでも使えて便利です。写真は水で戻した状態。

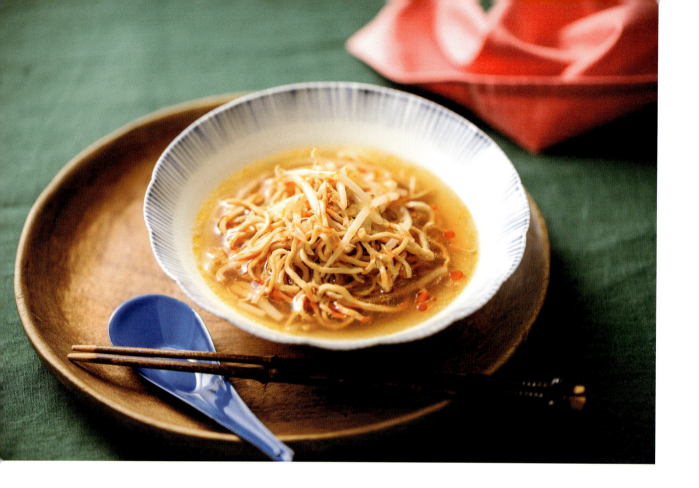

◇ 豆腐干糸ともやしのサンラータン

小腹がすいてラーメンが食べたくなったときにつくりたい、豆腐干糸をつかったカロリーオフのサンラータン。
さっぱりした食材も、お酢とコチュジャンの辛味で味わい豊かに。利尿効果と発汗作用、
どちらも伴ったレシピです。

豆腐干糸 ＋ もやし　しょうが　ねぎ

材料 [2人分]

豆腐干糸	1/2袋
もやし	1/2袋
しょうがのみじん切り	大さじ1
ねぎのみじん切り	大さじ1

[調味料など]

コチュジャン	小さじ1
ごま油	大さじ2
お酢	大さじ2
しょうゆ	大さじ1
オイスターソース	大さじ1
出汁	400cc
塩、こしょう	少々

作り方

1　豆腐干糸は下ゆでし、水気をきっておく。

2　鍋にごま油を熱してしょうがとねぎのみじん切りを炒め、香りが出たらコチュジャンを加えてさらに炒める。

3　2に400ccの出汁を加えて豆腐干糸、もやしを入れ、2〜3分ゆでる。仕上げにお酢、しょうゆ、オイスターソースで味を調える。お好みでパクチーなどを添えて。

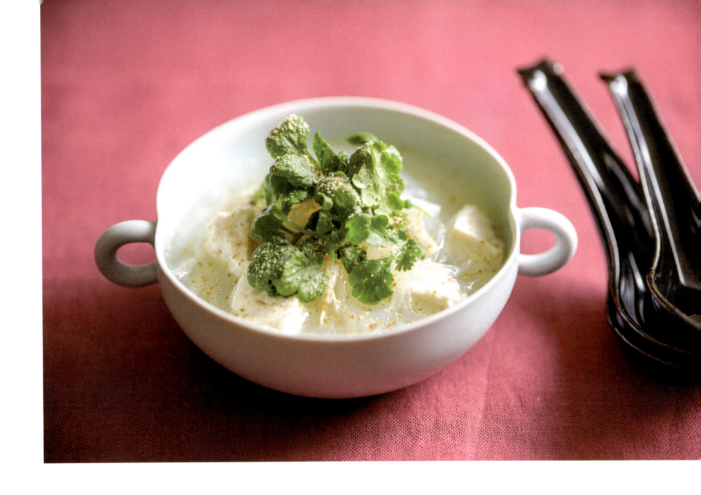

◈ 豆腐と春雨のもやしスープ

むくみといえばこの食材！といえるほどにむくみ解消に欠かせない春雨ともやしをつかった、優しい味の豆腐スープ。春雨は体にこもった熱を除き、利尿効果も抜群。もやしも利尿効果に優れた食材です。

絹ごし豆腐 ＋ 春雨　もやし

材料［2人分］

絹ごし豆腐	1/2丁
春雨	20g
もやし	1/2袋
しょうがのみじん切り	小さじ1
パクチー	適量

［調味料など］

出汁	600cc
塩、こしょう	少々

作り方

1　絹ごし豆腐は2センチ角に切り、春雨は水に戻しておく。

2　鍋にごま油を熱してしょうがを炒め、出汁と豆腐、春雨、もやしと塩、こしょうを加える。沸騰したら中火にして2、3分煮て完成。パクチーを添えるとエスニック風に。

BEAUTY RECIPE 4

「むくみ解消」を助ける食材

冷えによるむくみが気になる場合は、発汗作用のある食材で汗とともに老廃物を排泄。冷えはあまり気にならない場合は、利尿効果の高い食材によって体の中の余分な水分を排出し、むくみを解消してすっきりした体に。

1

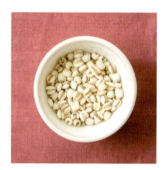

▶ ハト麦

微寒

胃腸の調子を高め、利尿、解毒、排膿、鎮痛効果があり、むくみの解消に役立ちます。生薬名ではヨクイニンとよばれ、イボ取りの薬やシミ予防としても注目されている食材です。

2

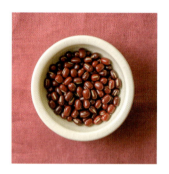

▶ 小豆

平

利尿効果がある食材です。解暑作用もあり、夏には心機能の負担を軽減するのに役立ちます。胃もたれにも効果的。

3

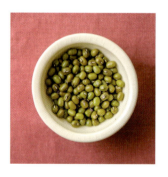

▶ 緑豆

涼

熱やほてりを冷ます働きがあり、解毒、解暑作用を持っています。体内の余分な水分を排泄する作用もあるので、むくみの解消にも。カルシウムやカリウム、鉄、マグネシウムなどのミネラルも豊富です。

4

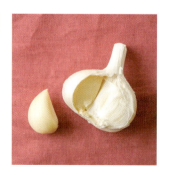

▶ にんにく

温

体を温め、血の巡りをよくする効能があります。免疫力、消化力を高め、疲労回復効果もある頼れる食材のひとつです。

5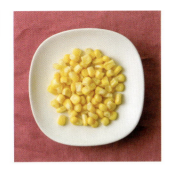

とうもろこし

胃腸の調子を整え、水分の代謝や気のめぐりをよくします。利尿効果があるため、むくみ解消にも効果を期待できます。食物繊維も豊富で、便秘解消にも。とうもろこしのひげ部分は利尿作用やむくみを取る生薬としても用いられています。

6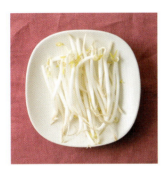

もやし（緑豆）

手頃なもやしも薬膳的効能がしっかりあります。特に緑豆からつくられたもやしは、体内にこもった熱を下げ、解毒作用、利尿作用があるのでむくみ解消には特に役立ちます。また二日酔いにもおすすめです。

―――――― これもおすすめ！ ――――――

▶ ココナッツミルク

体液の成分を補い、胃腸の調子を整えます。解暑作用も。むくみ解消や疲労快復に役立ちます。

▶ にんじん

肝機能、消化吸収力を高め、粘膜を保護して皮膚を潤わせる作用があります。むくみ解消とともに美肌効果も期待できます。

▶ 春雨

緑豆からつくられた春雨は、緑豆と同様に熱やほてりを冷ます働きがあり、体内の余分な水分を排泄する作用があります。むくみ解消に役立ちます。

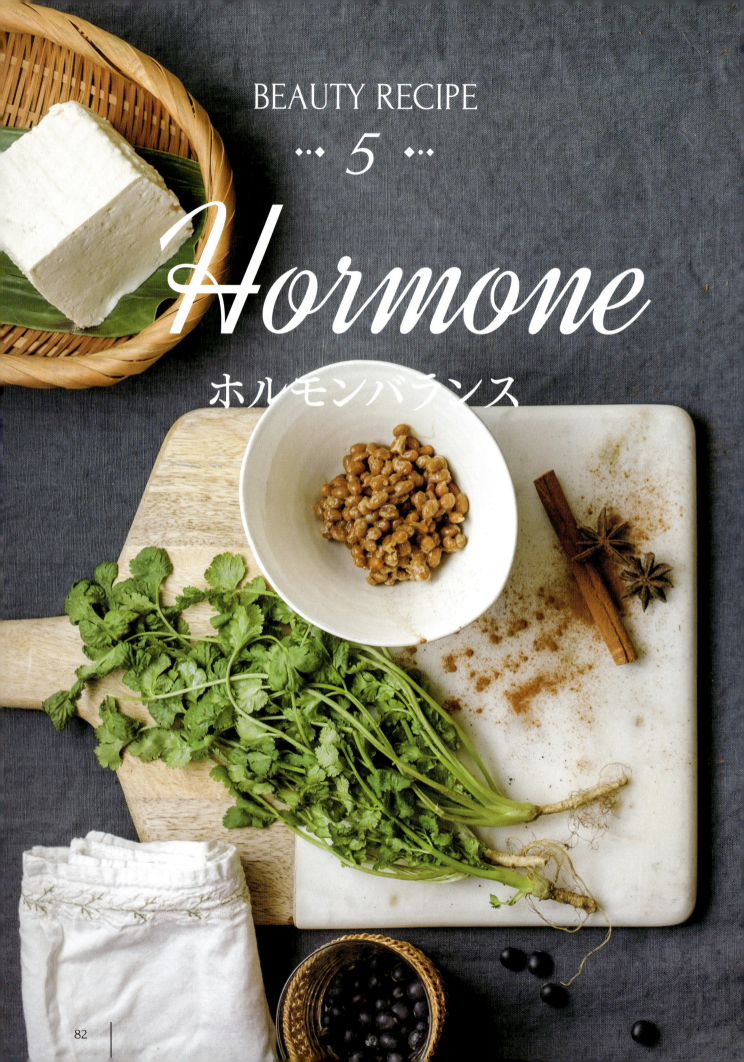

BEAUTY RECIPE
··· 5 ···
Hormone
ホルモンバランス

黒い食材+くるみ、山芋
腎によい食材でアンチエイジングも

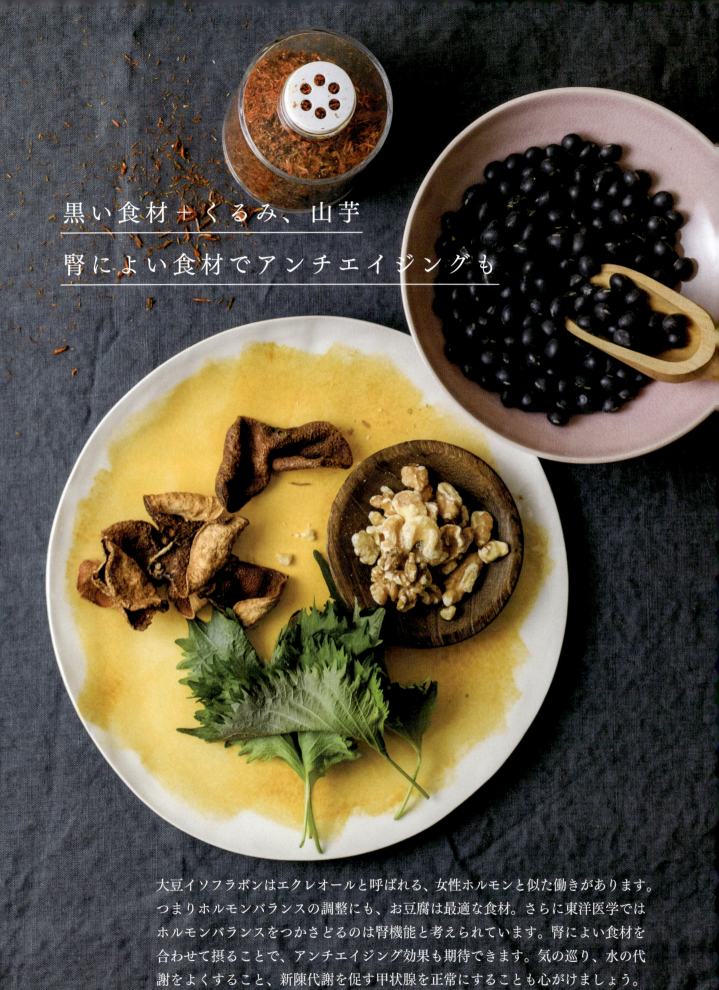

大豆イソフラボンはエクレオールと呼ばれる、女性ホルモンと似た働きがあります。つまりホルモンバランスの調整にも、お豆腐は最適な食材。さらに東洋医学ではホルモンバランスをつかさどるのは腎機能と考えられています。腎によい食材を合わせて摂ることで、アンチエイジング効果も期待できます。気の巡り、水の代謝をよくすること、新陳代謝を促す甲状腺を正常にすることも心がけましょう。

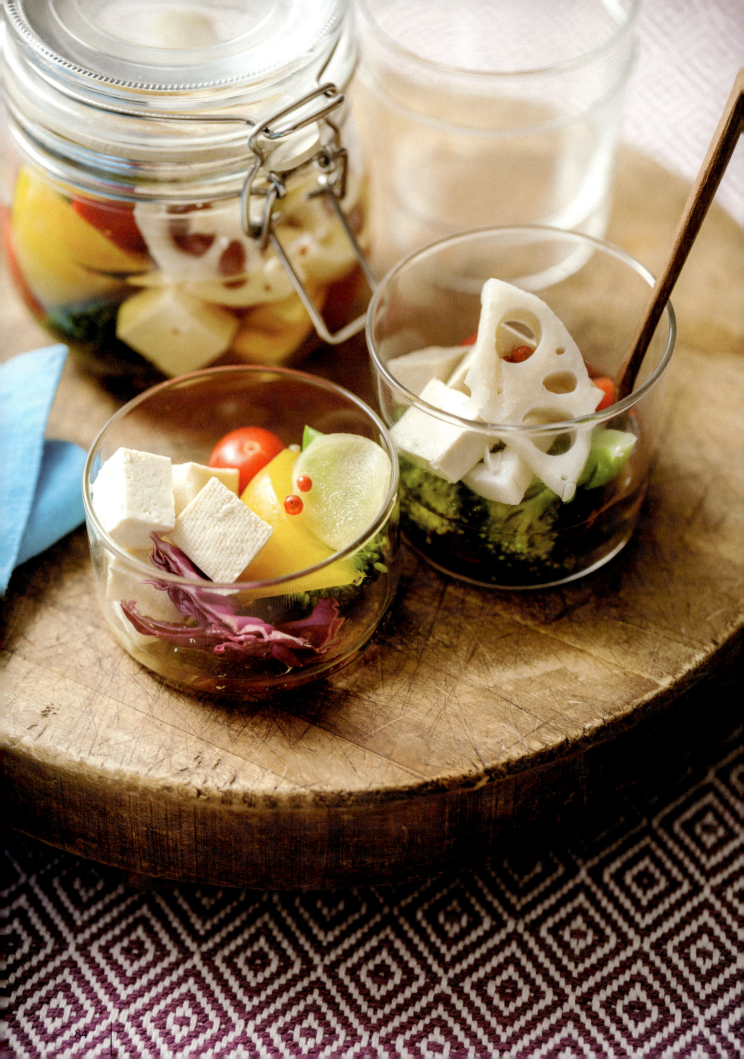

◈ 豆腐と野菜のスパイシーピクルス

さっぱりしたお豆腐も、お酢につけると食感が変わって濃厚になります。好きな野菜をプラスして、
たっぷりつくって保存食に。スパイスを効かせたピクルス液がホルモンバランスを整える助けになります。

堅豆腐 ＋ **クミン** **フェンネル**

材料［2人分］

堅豆腐	1/2丁
ブロッコリー	適量
赤ピーマン	適量
れんこん	適量
プチトマト	2〜3個

● ピクルス液

お酢	250cc
砂糖	大さじ1.5
塩	少々
しょうがスライス	3枚
にんにくスライス	1かけ分
クミン	小さじ1
フェンネル	小さじ1
ピンクペッパー	少々

作り方

1 お酢、砂糖、塩、しょうが、にんにく、スパイスを鍋に入れ、ひと煮たちさせて常温に冷ましておく。

2 堅豆腐は2センチ角に切り、ブロッコリーとれんこんは食べやすい大きさに切り、サッとお湯で茹でておく。赤ピーマンは食べやすい大きさに切る。

3 透明なガラスの保存容器にピクルス酢と豆腐、野菜を入れ、冷蔵庫で1日置いたら完成。

MEMO

ブロッコリーやれんこんはさっとお湯にくぐらせる程度で、火を通しすぎないほうがおいしいです。ピクルス液もあまり熱を加えすぎないように、ひと煮たちさせたらすぐに火を止めましょう。

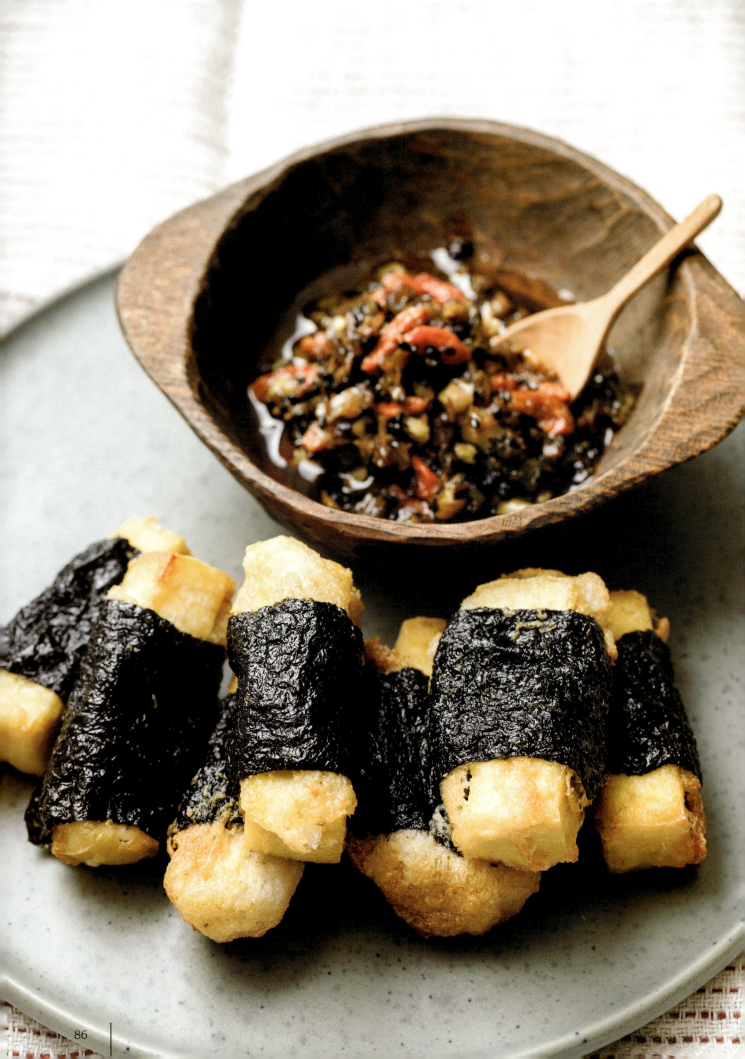

◈ 山芋と堅豆腐の磯辺巻き
ピリ辛薬膳ソースがけ

ふわふわの山芋をお豆腐に絡めた磯部焼きは外はカリッと、中はふんわりの楽しい食感。黒ごま、くるみ、クコの実と、アンチエイジング食材をふんだんに混ぜた薬膳ソースは、ピリ辛でクセになる味わいです。

堅豆腐 ＋ くるみ　山芋

材料［2人分］

堅豆腐	1/4丁
山芋	100g
海苔	1枚

［調味料など］

塩、こしょう	少々
カレー粉	少々
揚げ油	適量

● ピリ辛ソース

しょうがのみじん切り	大さじ1
ねぎのみじん切り	大さじ1
黒ごま	大さじ1
くるみ	大さじ1
クコの実	大さじ1
黒酢	大さじ3
しょうゆ	大さじ1
ごま油	大さじ3

作り方

1　堅豆腐は2センチ×5センチほどの長方形に切り、塩、こしょう、カレー粉をまぶしておく。

2　山芋をすりおろし、1の堅豆腐をくぐらせるようにして全体にまとわせる。海苔を巻き、170℃の油でほんのりきつね色のなるように揚げる。

3　ピリ辛ソースをつくる。くるみを歯ごたえが残る程度に刻み、他の材料、調味料とともにフライパンに入れて熱し、沸騰したら火を止める。揚げたての磯辺巻きをつけていただく。

MEMO

ピリ辛薬膳ソースはしゃぶしゃぶのタレにしたり、冷奴にそのままかけてもおいしくいただけます。温野菜サラダのドレッシングとしてつかっても◎。多めにつくって、つくり置きにしてもよいですね。

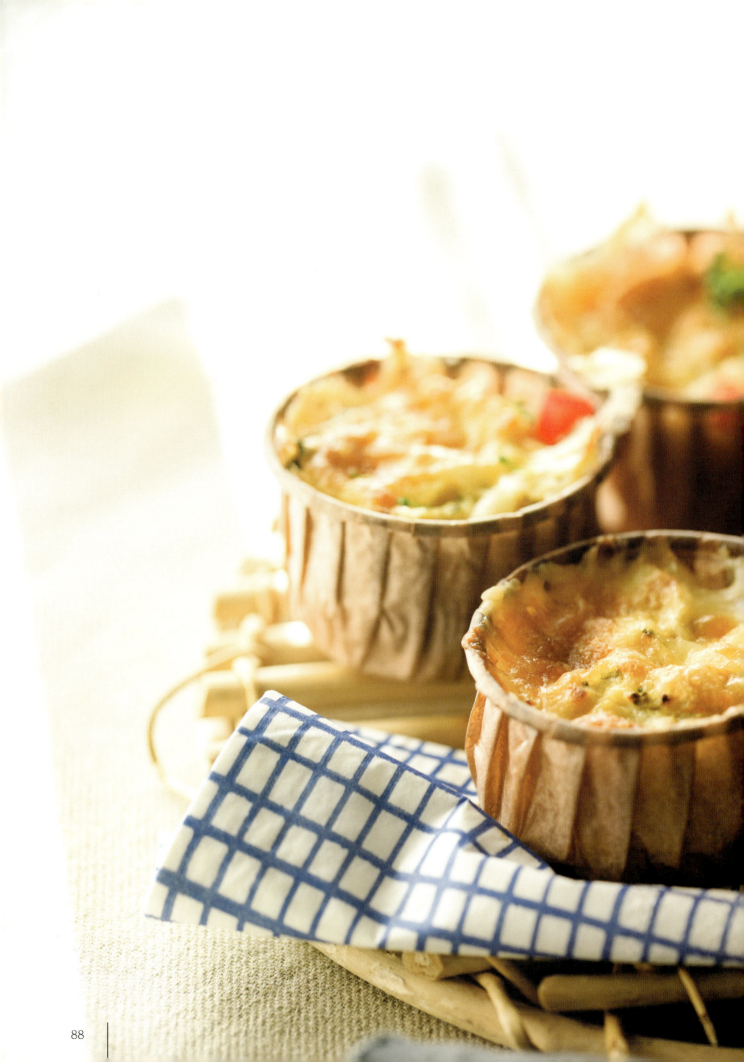

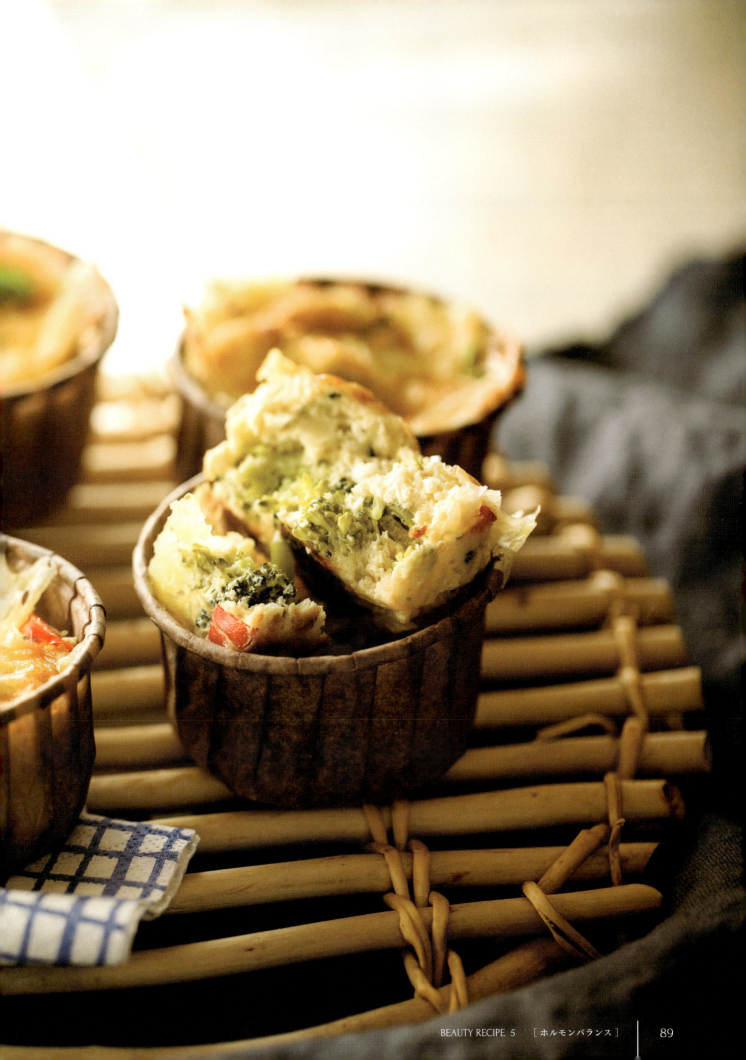

BEAUTY RECIPE 5　［ホルモンバランス］

◈ 豆腐と山芋のグルテンフリーマフィン

小麦粉を一切つかわずにつくれるグルテンフリーの簡単マフィン。木綿豆腐と高野豆腐、
2つの食感がアクセントになって満足感を高めます。マフィンをふんわり仕上げる山芋で、
ホルモンバランスをつかさどる腎機能をアップ。

木綿豆腐・高野豆腐 ＋ 山芋 玉ねぎ

材料 [2人分]

木綿豆腐	1/3丁
高野豆腐	1/2枚
山芋	20g
玉ねぎのみじん切り	大さじ4
卵	1個
カッテージチーズ	大さじ2

[調味料など]

塩、こしょう	少々
溶けるチーズ	50g

作り方

1 木綿豆腐の水気をよくきる。高野豆腐は水に戻してから、水気をしっかりきり、みじん切りにする。

2 1とすりおろした山芋、玉ねぎ、卵、カッテージチーズ、塩、こしょうをよく混ぜ合わせてからマフィン型に入れる。上に溶けるチーズを大さじ1ずつのせる。豆腐をしっかりくずしながら混ぜるのがコツ。

3 170℃の予熱であたためたオーブンで、20分焼く。

MEMO

山芋と卵があれば、小麦粉をつかわなくてもふんわりと仕上がります。キッシュ型に流し込んで焼けば、ヘルシーさが嬉しいキッシュにも。

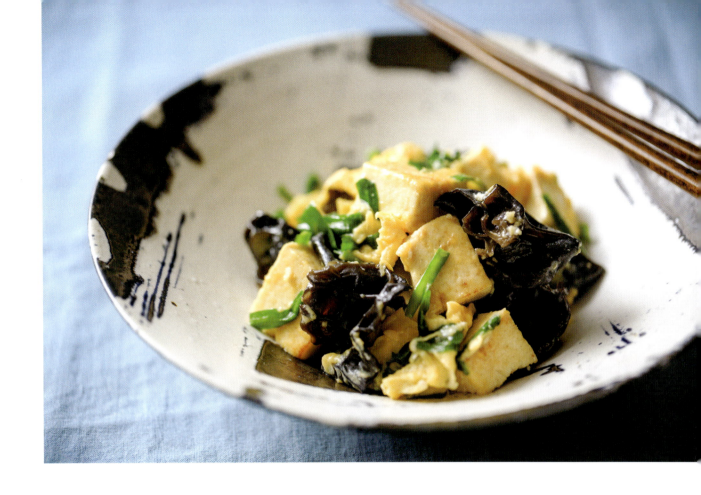

◈ 豆腐の味噌漬けと、
　　黒きくらげとにらの卵とじ

発酵食品の味噌と豆腐、さらに血の巡りをよくする黒きくらげとニラは、ホルモンバランスを整える黄金の組み合わせ。豆腐の味噌漬けは調味料としてもつかえて、万能な保存食に。

堅豆腐　＋　黒きくらげ　にら

材料［2人分］

堅豆腐	1/2丁
味噌	大さじ4
黒きくらげ	5g
卵	1個
にら	1/4把

MEMO

豆腐の味噌漬けは、長く漬ければつけるほど味がしみこみます。いろいろな炒め物に入れれば、味つけいらずで美味しい一品が出来上がります。

作り方

1　堅豆腐は横に包丁を入れ、味がしみやすいよううすく3センチ程の厚みに切る。味噌を全体に薄くつけ、冷蔵庫で1日ほどおいておく。

2　黒きくらげは水に戻し、にらは3〜4センチに切る。

3　フライパンにごま油を熱して黒きくらげをさっと炒めてから、つけた味噌をとりのぞいて2センチ角に切った豆腐を入れて炒める。その後にらを入れてさっと火が通ったら、溶き卵をまわし入れる。卵にある程度火が通ったら完成。

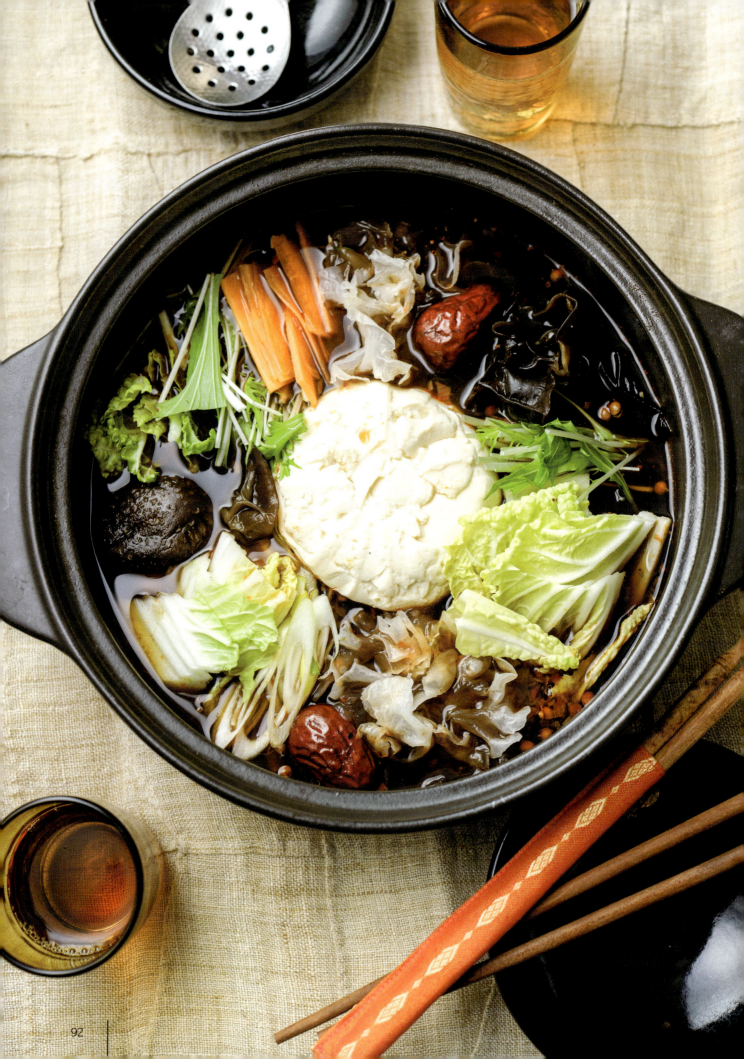

◈ 薬膳豆腐火鍋

人気の火鍋を自宅でも簡単に！ 食べていくうちに汗がじんわり出てきて、代謝が上がっていることを実感できます。血や気を補う生薬なつめも入れて、薬膳効果もたっぷり。ざる豆腐を崩しながらいただきます。

ざる豆腐 ＋ 黒きくらげ 花山椒 五香粉 なつめ

材料［2人分］

ざる豆腐	1丁
黒きくらげ	10g
白菜、キノコなどのお好きなお野菜	適量
にんにくのみじん切り	大さじ2
しょうがのみじん切り	大さじ2
ねぎのみじん切り	大さじ2
なつめ	2〜3個

［調味料・スパイスなど］

豆板醤	大さじ2
花山椒	大さじ1
五香粉	少々
みりん	大さじ1
味噌	大さじ2
しょうゆ	大さじ1
塩	少々
出汁（昆布、干し椎茸、鰹節などで）	1L

作り方

1　土鍋などにごま油を入れ、にんにく、ねぎ、しょうがを加えて香りが出るまで炒める。花山椒、豆板醤も加え、さらに1、2分炒めてから、出汁とその他の調味料を入れる。沸騰したら中火にし、2、3分火にかける。

2　1の鍋の中心にざる豆腐を入れ、そのまわりに放射線上になるよう野菜の細切りやキノコなどを盛り付け、火にかけながらいただく。

MEMO

ピリピリした花山椒が、後を引いてどんどん食べたくなる薬膳鍋。花山椒の香りがしっかり出るまで炒めてから、出汁を入れてるのがコツ。出汁はしいたけと昆布、さらにコクを出すために鰹節も少し使っています。

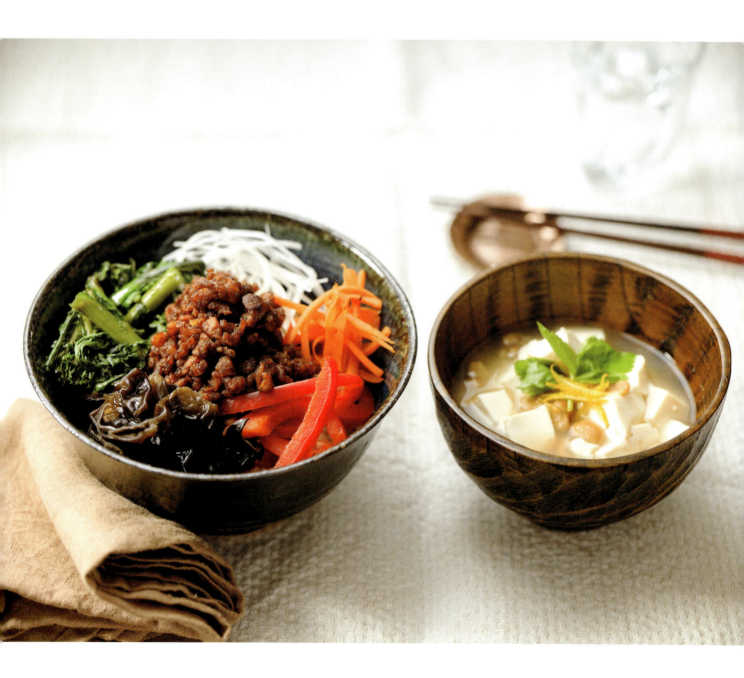

◈ 大豆ミートの５色ベジ丼と納豆腐味噌汁

大豆ミートは味つけ次第で、お肉そっくりの味わいに。少し濃いめの味つけなので、野菜もたくさん
食べられます。お味噌汁は豆腐と納豆の組み合わせ。大豆イソフラボンをたっぷり摂取して
女性ホルモンを活性化させるご飯セットです。

絹ごし豆腐 ＋ **大豆ミート** **納豆** **黒きくらげ**

大豆ミートの５色ベジ丼

材料［２人分］

大豆ミート	40g
黒きくらげ	5g
春菊	1/4束
赤パプリカ	1/2個
にんじん	1/4本
白髪ねぎ	適宜
ごはん	２膳分
にんにくのみじん切り	大さじ１
しょうがのみじん切り	大さじ１

［調味料など］

ごま油	大さじ１
しょうゆ	小さじ１
塩、こしょう	少々
味噌	大さじ１
みりん	大さじ２

作り方

1　大豆ミートを５分ほど水に戻し、ふっくらしたら水気をしっかり絞って塩、こしょうで下味をつける。

2　フライパンにごま油を熱し、ねぎ、しょうが、にんにくを入れ、香りが出るまで炒めたら大豆ミートを加え、こんがりするまでよく炒める。１にしょうゆ、味噌、みりんを加え、しっかり味を炒めて味をなじませたら、大豆ミート味噌そぼろの完成。

3　黒きくらげはさっと茹でて細切りにし、塩とごま油で薄めに味をつける。にんじん、赤パプリカは５ミリ×５センチ程度に切り、春菊も５センチの長さに切り、それぞれをごま油でさっと炒め、塩ひとつまみで味をつける。白髪ねぎ、大豆ミート味噌そぼろと合わせてごはんに盛る。

納豆腐味噌汁

材料［２人分］

納豆	１パック
絹ごし豆腐	1/2丁
ゆずの皮	少々
三ッ葉	少々

［調味料など］

味噌	大さじ1.5
出汁	400cc

作り方

1　鰹やこんぶなどでとった出汁に納豆を入れ、ほぐしておく。

2　１に豆腐を１センチ角に切ったものを入れ、最後に味噌を入れる。お椀によそってからゆずの皮と三ッ葉をのせる。

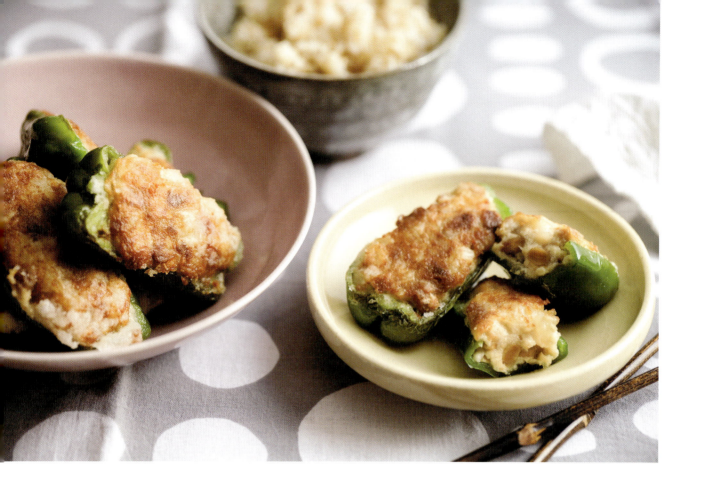

◇ 豆腐と納豆のピーマン詰め

山芋に豆腐と納豆を混ぜただけで、旨味たっぷりのピーマン詰めのできあがり。ごはんにもあうのでヘルシーなメイン料理に。発酵食品でもある納豆の、新しい食べ方としてもぜひ。

木綿豆腐 ＋ 納豆　山芋

材料［2人分］

木綿豆腐	1/4丁
納豆	1パック
山芋	20g
ピーマン	3〜4個

［調味料など］

しょうゆ	小さじ1
片栗粉	小さじ2＋まぶし用に適量
オリーブオイル	大さじ2

作り方

1. 水気をよくきった木綿豆腐に、1センチ角に切った山芋と納豆、片栗粉小さじ2と醤油小さじ1を加え、豆腐をつぶすようにしてよく混ぜ合わせる。

2. ピーマンを半分に切り、種を取り除いたところに、片栗粉を薄くまぶす。そこに1を入れ、上からも軽く片栗粉をふっておく。

3. 少したっぷりめの油を熱したフライパンで2を両面こんがり焼く。お好みでソースやしょうゆなどをかけていただく。

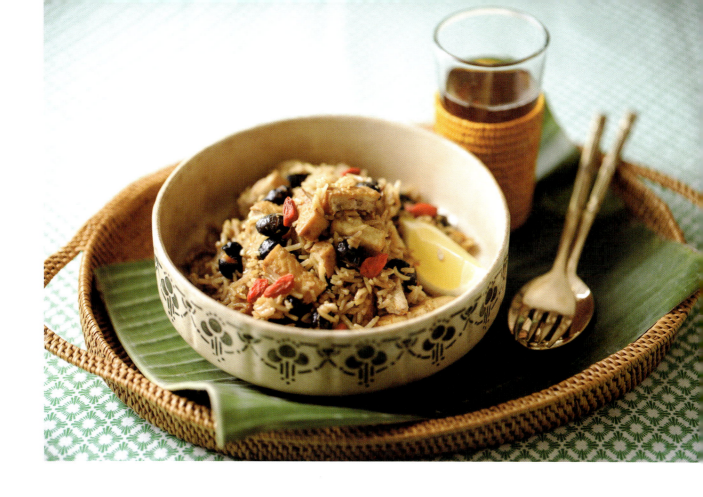

◈ 黒豆と紅花の厚揚げビリヤニ

フライパンひとつで簡単にできる、オリエンタルな香り豊かなビリヤニです。お肉を入れなくても厚揚げと黒豆の食感で、満足感も十分。紅花は血流アップ、黒豆はアントシアニンが豊富で、抗酸化作用も高いです。

厚揚げ ＋ 黒豆 紅花 クミン

材料 [2人分]

厚揚げ	1/2丁
黒豆	大さじ4
紅花	小さじ1/2
タイ米	1 cup
にんにくのみじん切り	大さじ1
しょうがのみじん切り	大さじ1
クコの実	大さじ1

[調味料・スパイスなど]

カレー粉	小さじ1弱
クミン	小さじ1
オリーブオイル	大さじ2
水	300cc
塩	小さじ1/2
しょうゆ	小さじ2

作り方

1. 厚揚げは1センチ角に切り、黒豆は皮がはじけるまでフライパンで乾煎りしておく。

2. フライパンにオリーブオイルを熱し、にんにく、しょうがを炒める。香りが出たらカレー粉とクミンを入れて炒め、タイ米と黒豆、厚揚げ、紅花を入れる。水としょうゆ、塩も加え、ざっくり混ぜ合わせてからアルミ箔で蓋をし、15分少々弱火で煮る。

3. 水気がなくなり、米がやわらかくなったら完成。クコの実をトッピング。

BEAUTY RECIPE 5

「ホルモンバランス」を整える食材

ホルモンバランスを整えることは、アンチエイジングにもつながります。豆腐の大豆イソフラボンと
腎機能を助ける食材で、女性らしい美しい体に。腎におすすめの食材は、
黒ごま、黒豆、黒きくらげなど、黒い色が目印です。

1

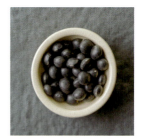

▶ 黒豆

血の巡りをよくし、瘀血の改善や冷えの解消に役立ちます。解毒作用、老化予防も期待できます。アントシアニンが豊富で、高い抗酸化作用も。

2

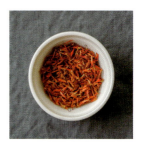

▶ 紅花

心と肝の機能を調整する働きがあり、血の巡りをよくします。瘀血を改善し、月経不順や月経痛、更年期障害などをやわらげる作用があります。子宮興奮作用がるため妊娠中や高血圧の人はひかえて。

3

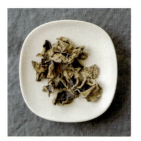

▶ 黒きくらげ

血を浄化し、血の巡りをよくする働きがあります。潤い効果があるため、のどや肌の乾燥にもおすすめ。食物繊維が豊富で便秘解消に、鉄分も豊富なので貧血改善にも。必ず熱を加えてから食します。

4

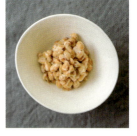

▶ 納豆

血の巡りをよくし、腸内環境を整える作用があり、美肌や解毒効果が期待できます。カルシウム、ビタミンKが豊富で骨粗しょう症予防にも。ナットウキナーゼによる血栓予防効果もあります。

5

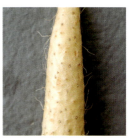

▶ 山芋

脾や胃の機能を整え、消化吸収力を補います。腎機能を高め、老化防止にも役立ちます。抗酸化物質カタラーゼによる疲労回復や、ぬめり成分ムチンによる粘膜の潤い効果も期待できます。

6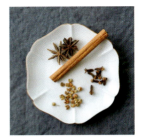

▶ **スパイス類** 温

フェンネル（温）は腎、肝機能を高め、花山椒（熱）は胃腸の調子を整えます。どちらも冷えと気の巡りの改善に。八角（温）は体を温め、自律神経を整える効果が。シナモン（熱）も冷え改善に役立ちます。

7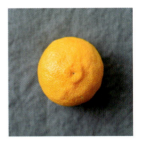

▶ **柑橘類**

柑橘類はさわやかな香りがリラックス効果を生み、気の巡りをよくします。代表的な生薬は温州みかんの皮を熟成した陳皮ですが、香りの高いゆずの皮もおすすめ。消化促進、解毒作用があります。ゆずの皮は温、実は涼。

8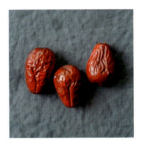

▶ **なつめ**

胃腸の調子と血を整える作用があります。気や血を補い、貧血や疲労回復にも役立ちます。緊張をやわらげ、不眠気味のときにもおすすめです。

9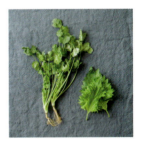

▶ **香草類**

パクチー（温）は胃腸の働きを助け、食欲不振や消化不良の改善に。紫蘇（温）は風邪予防や消化促進、抗菌解毒作用も。どちらも発汗作用があり余分な水分を排泄してくれ、冷えによるむくみに効果的。その他ハーブ類は体を冷やすものもありますので、組み合わせには気をつけましょう。

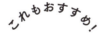

▶ **にら**

血の巡りをよくし、瘀血の改善、解毒作用があります。腎機能もアップ。冷え解消におすすめ。

▶ **玉ねぎ**

血と気の巡りを整え、解毒作用があります。冷えや胃もたれの改善に。

▶ **酢**

血の巡りをよくし、瘀血を改善します。老廃物を排泄する働きもあります。

私 と お豆腐 との 出会い。

　私が「ベジ薬膳」の前提ともなる菜食に出会ったのは、子どもたちが小学校から通うことになった卵乳菜食を推進している「三育学院」とのご縁。宗教的に動物性のものを取らず、野菜中心でお肉の代わりにグルテンミートや大豆ミートを使い、野菜だけでも十分満足でとても美味しいお料理でした。それをきっかけに菜食という選択や、大豆製品を中心とした料理が私の新しい料理のカテゴリーとして加わりました。

　そして現在、一般社団法人日本豆腐マイスター協会理事としても活動をさせていただいております。お豆腐の美味しさや食文化を伝える中で、何より自分自身がお豆腐を大好きになりました。お豆によって味がまったく変わるお豆腐の味の繊細さに魅了され、いろいろな料理にアレンジがきく汎用性に、お豆腐がとても素晴らしい食品であると改めて感じています。それに大豆が持つ効能は目を見張るものがあります。お豆腐とお野菜を組み合わせた料理はとても美味しく、満足感もあり、体もすっきり、体調を整えてくれることを実感し、ますますお豆腐料理を研究するようになりました。

　江戸時代に発刊された『豆腐百珍』という本にも書かれている通り、素朴なお豆腐料理でも100レシピができてしまうほど。生でよし、焼いてよし、煮てよし、お肉代わりにもなり、手軽で身近な食材。さらに大豆の栄養をそのまま持ち、女性に嬉しい効能が沢山あるので本当におすすめしたい食材です。

またお豆腐も中国から医学と同様、同時期に日本に伝来したものであり、実は薬膳とお豆腐は結構深い関係性があるといわれています。ある説では当時の中国の王が強固な体を持つモンゴルからの侵略に備え、同じように体を強固にする食べ物を科学者につくらせたのが始まりともいわれているそうです。

　お豆腐はその当時から体によい食材としてみなされていたのですね。それを知ってからはますます薬膳にお豆腐を組み込むようになりました。薬膳とお豆腐は歴史も長く、まさに食文化、食育として子供たちへも伝えていくべき食養生だと考えています。

　おいしく体によいお豆腐、食べない理由があるでしょうか？　今回は体によいレシピだけでなく、お豆腐の活用法や選び方も記載させていただきましたのでご参考くださるとうれしいです。

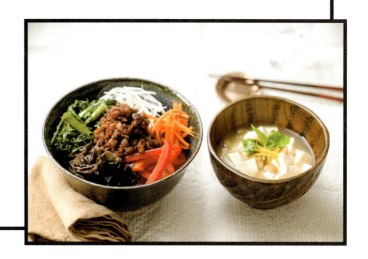

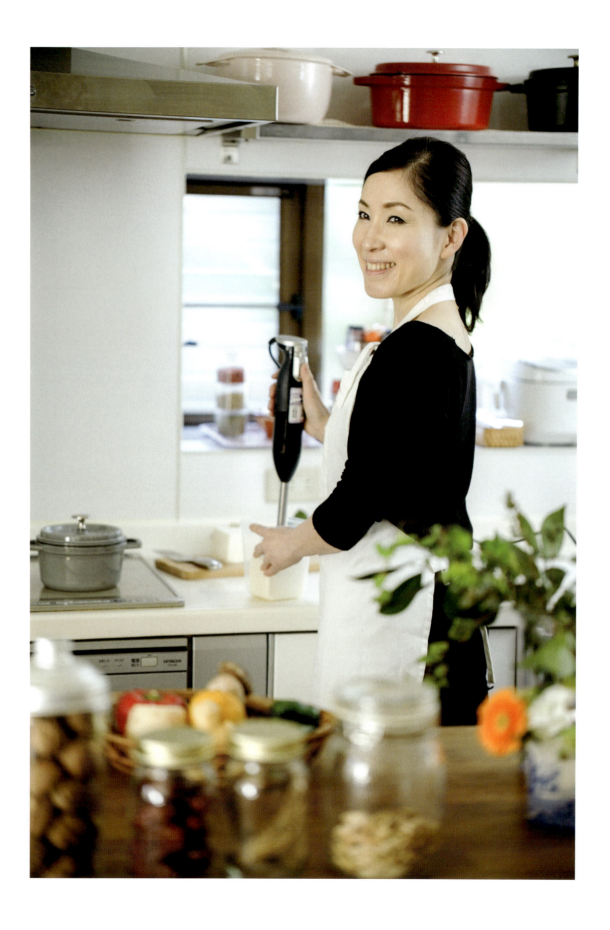

BEAUTY RECIPE
••• and more •••

Sweets
豆腐スイーツ

お豆腐があれば
スイーツづくりはもっと楽しい！

なめらかなクリームにもなる豆腐は、スイーツづくりでも大活躍してくれます。淡白な味なので、和にも洋にも変身してくれるのも魅力。ヘルシーなのはもちろん、好みの甘さにコントロール可能なので、罪悪感なくおやつの時間を楽しめるでしょう。甘くて、ビューティな、スイーツタイムをどうぞ。

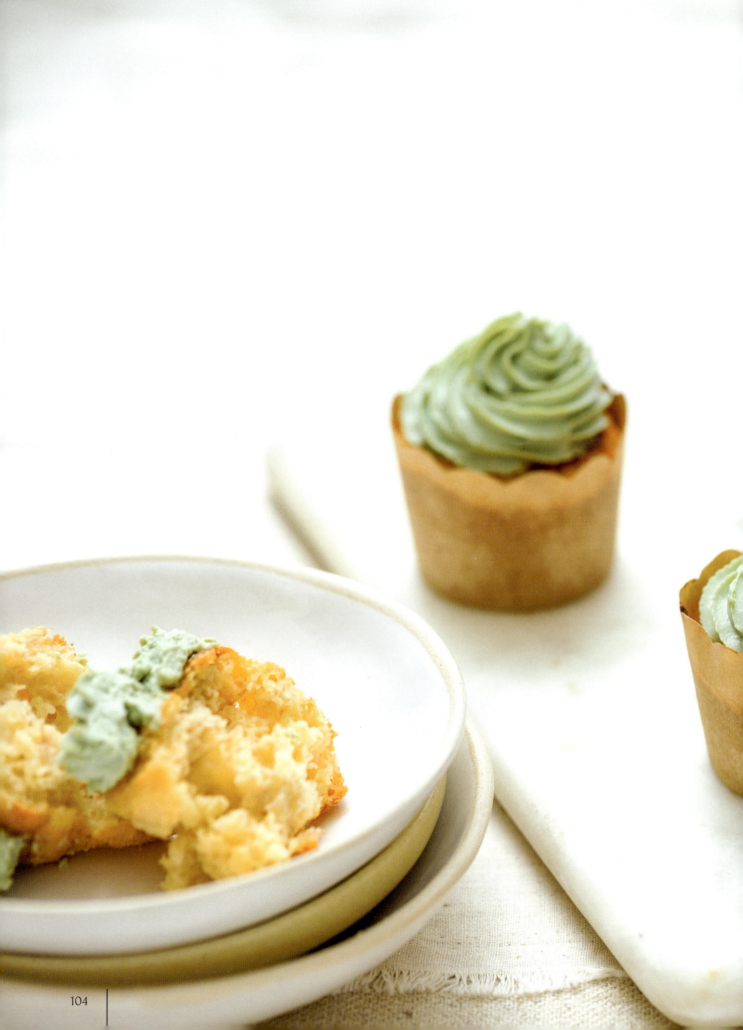

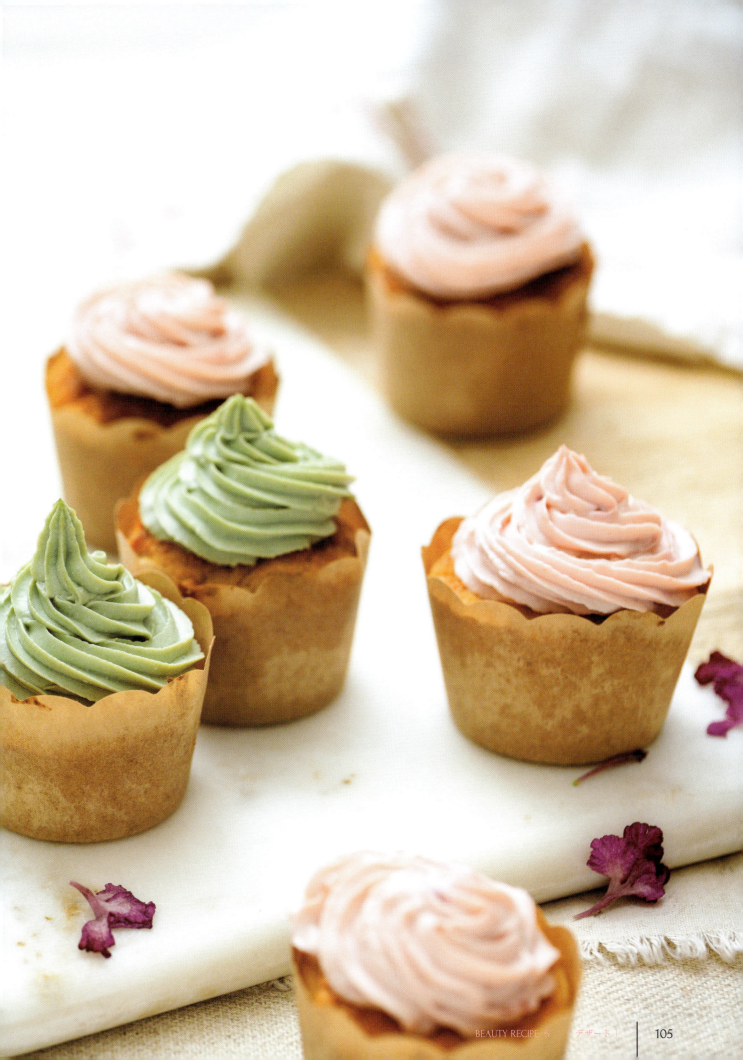

BEAUTY RECIPE 6　デザート1

バナナとおからのマフィン
with ベジ豆腐クリーム

おからをたっぷり使ったマフィンの上に、優しい色のベジ豆腐クリームを乗せて。
食べるほどに体によい、夢のようなスイーツです。

材料〔2人分〕

●ベジ豆腐クリーム
堅豆腐の豆腐クリーム（P5参照）	1/2丁分
ビーツの水煮	20g
抹茶	小さじ1
砂糖	大さじ2

●マフィン
おから	150g
バナナ	3本
薄力粉	60g
ベーキングパウダー	小さじ2
砂糖	大さじ4
オリーブオイル	大4
豆乳	大さじ4
メープルシロップ	大さじ2
卵	1個

作り方

1. ベジ豆腐クリーム2色をつくっておく。豆腐クリームを2等分し、片方にはビーツの水煮と砂糖大さじ1を加え、さらに撹拌する。もう片方も抹茶と砂糖大さじ1を加え、撹拌する。

2. 薄力粉とベーキングパウダーは合わせてふるっておく。ボールにオリーブオイルと卵、砂糖を入れて撹拌し、おからとつぶしたバナナ、豆乳、メープルシロップを加えてさらに混ぜ合わせる。ふるった粉と合わせ、ざっくり混ぜる。

3. 2をマフィン型に入れ、170℃に予熱したオーブンで20分ほど焼く。焼きあがったら、熱を冷ましておく。

4. 1で作った2色の豆腐クリームをクリーム絞りなどで絞って、3のマフィンの上にトッピングする。

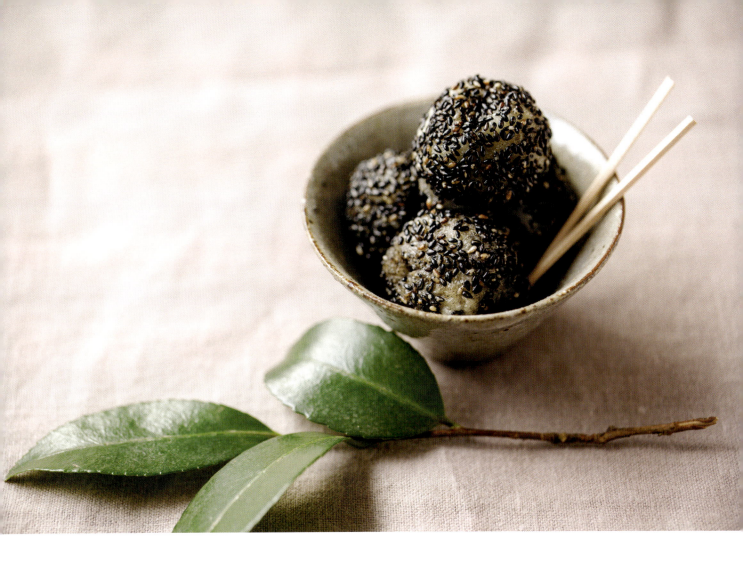

◇ 豆腐白玉のゴマ団子

豆腐だけで練り上げた白玉団子は、やみつきになるモチモチ感！
しかも水で練るよりもとっても簡単につくれます。

材料［2人分］

木綿豆腐	1/4丁
白玉粉	75g
練り黒ごまペースト	大さじ4
黒ごま	大さじ4
砂糖	大さじ1
揚げ油	適量

作り方

1　よく水きりした木綿豆腐に白玉粉を入れ、粉っぽさがなくなるまで練る。

2　練り黒ごまペーストに砂糖、擦った黒ごま大さじ2を加えて黒ごま餡をつくる。

3　1を4等分に丸めてから手のひらで平らにのばし、2の黒ごま餡を小さじ1程度入れて団子状に包む。

4　3の白玉団子を水にくぐらせて、黒ゴマを周りにたっぷりつける。160℃ほどの油でゆっくり揚げ、丸く膨らんでこんがりしてきたら取り上げる。

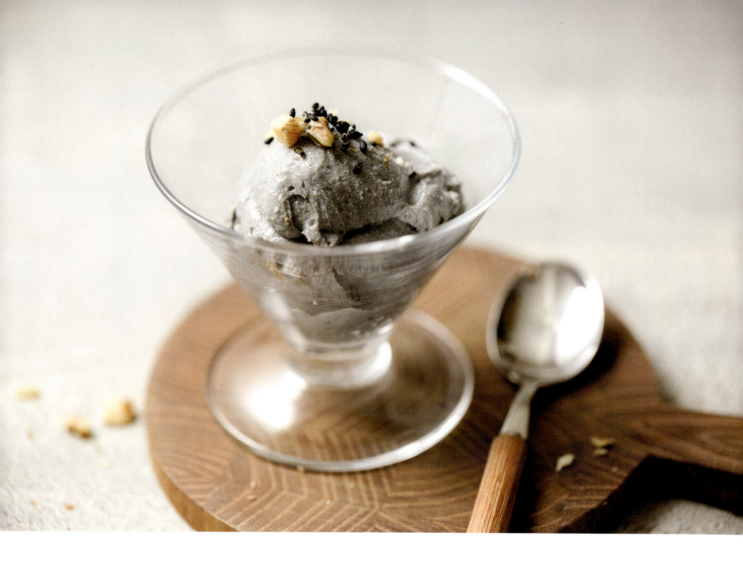

◇ 混ぜるだけ！ 黒ごま豆腐ムース

混ぜるだけで誰でも簡単にできる豆腐ムース。不思議なくらいまったりなめらかな豆腐ムースは、
カリっとした食感のナッツとの相性もばっちりです。

材料［2人分］

木綿豆腐の豆腐クリーム（P5参照）——— 1/2丁分
練り黒ごまペースト（砂糖入り）——— 大さじ3
くるみ、アーモンドなど ——— 一掴み程度

作り方

1. 木綿豆腐でつくった豆腐クリームに、市販の練り黒ごまペーストを加えてよく混ぜてムース状にする。

2. 器に盛りつけ、刻んだくるみやナッツなどをトッピングしていただく。

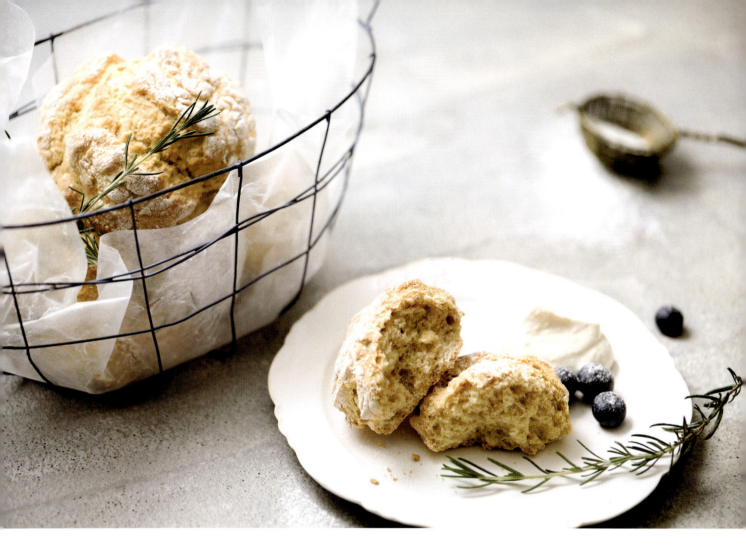

◇ きなこスコーンの豆腐クリーム添え

お豆腐と同じ大豆生まれのきなことのコラボレーション。
ほっこりした食感のスコーンを、豆腐クリームでさっぱりいただきます。朝ごはんにもおすすめ。

材料［2人分］

木綿豆腐の豆腐クリーム（P5参照）	1/2丁分
砂糖	大さじ2＋小さじ1
薄力粉	80g
きなこ	10g
ベーキングパウダー	小さじ1
豆乳	50g
ヨーグルト	大さじ1
オリーブオイル	大さじ1
塩	ひとつまみ

作り方

1. 薄力粉とベーキングパウダー、きなこ、塩、砂糖小さじ1は合わせて振るっておく。

2. 牛乳とヨーグルト、オリーブオイルをよく混ぜ合わせたものを1に入れ、ざっくりと混ぜ合わせ、2等分に分け丸めて、170℃に予熱したオーブンで15分ほど焼く。

3. 基本の豆腐クリームに砂糖大さじ2を入れてよく混ぜ合わせたものを2に添え、お好みのフルーツなどと一緒にいただく。

BEAUTY RECIPE 6 ［デザート］

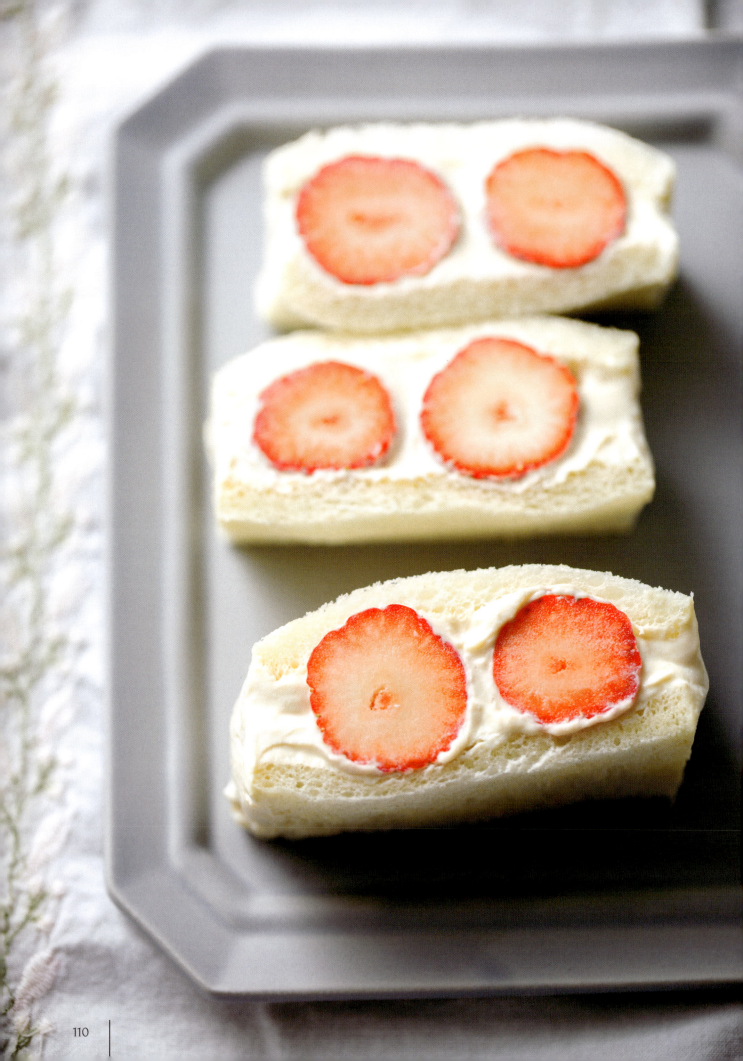

◇ 豆腐クリームのフルーツサンド

誰もが大好きなフルーツサンドも、豆腐クリームを使えばビューティ＆ヘルシーなおやつに。
食パンに挟むだけなので簡単です。

材料［2人分］

木綿豆腐の豆腐クリーム（P5参照）	1/2丁分
砂糖	大さじ2
10枚切りの食パン	4枚
いちご	5個

作り方

1 基本の豆腐クリームをつくり、砂糖を加えてなめらかにする。

2 食パンの片側に1をまんべんなく塗り、その上に半分に切ったいちごを6個ほど並べる。

3 2の上に豆腐クリームを隙間なく塗り、上から食パンをかぶせる。

4 いちごがつぶれない程度に上から食パンを抑え、3等分に切り分ける。

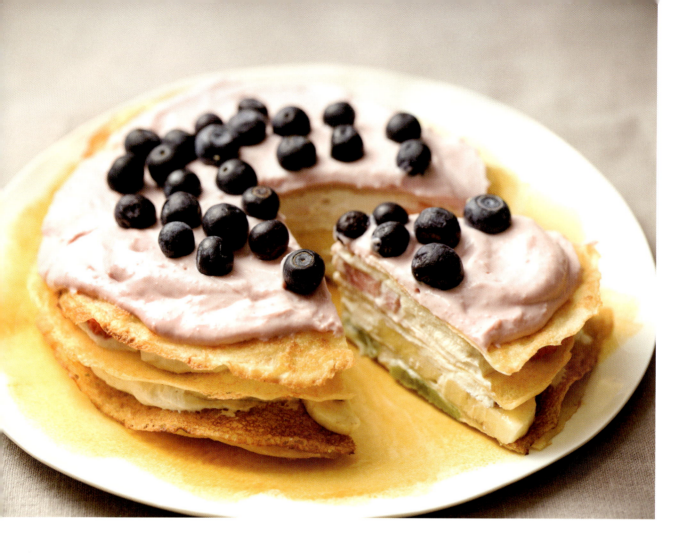

◇ 豆腐クリームのミルクレープ

豆腐クリームとフルーツをはさんだ、ヘルシーなミルクレープ。フルーツなどでクリームに色づけすれば、ホームパーティでも映える豪華なケーキに仕上がります。

材料 [直径約20センチ]

木綿豆腐の豆腐クリーム（P5参照）	1/2丁
砂糖	大さじ4
いちご	6個程度
バナナ	1本
キウイフルーツ	1個
小麦粉	1カップ
牛乳	1カップ
卵	1個

作り方

1　牛乳、卵、砂糖大さじ2を攪拌したものを、ふるった小麦粉に加えてしっかり混ぜ合わせる。フライパンに薄く伸ばしてクレープ状に焼き、冷ましておく。3枚になるように。

2　基本の豆腐クリームに砂糖大さじ2を入れ、良く混ぜ合わせておく。

3　クレープ生地に豆腐クリームを塗り、その上に各1センチほどの厚さに切ったフルーツをのせる。さらにクリームをのせ、その上にクレープ生地をのせ、繰り返す。

4　一番上はフルーツなどで色づけした豆腐クリームを塗り、刻んだフルーツなどをトッピング。今回はビーツでクリームに色をつけ、ブルーベリーをトッピング。

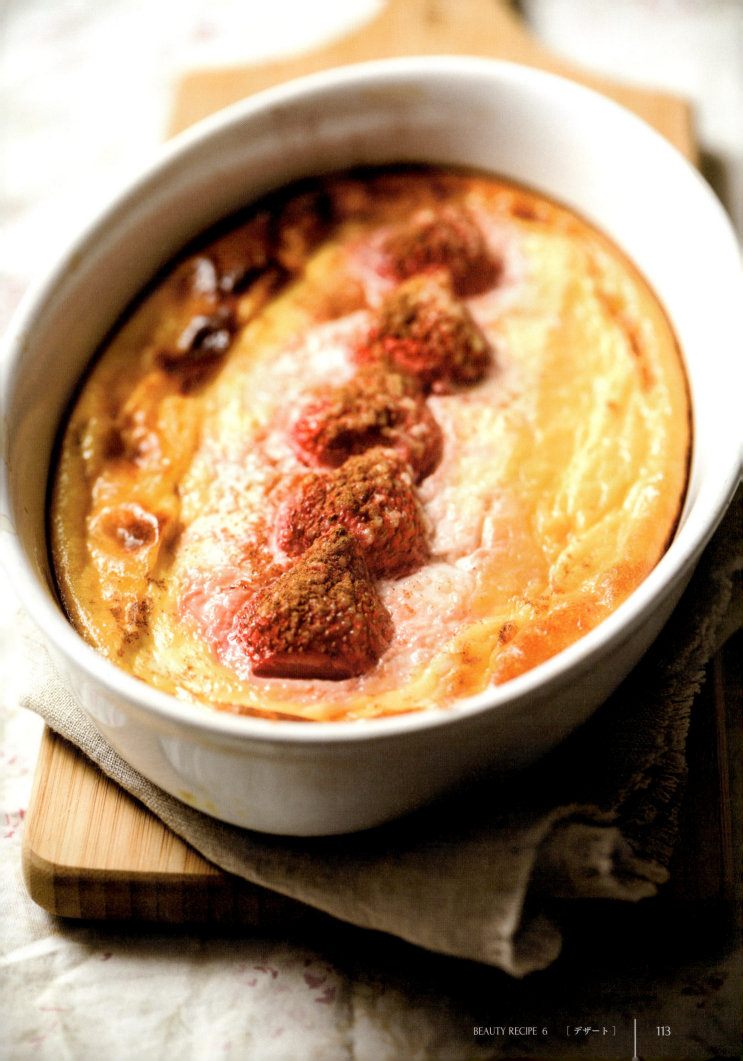

BEAUTY RECIPE 6　[デザート]　113

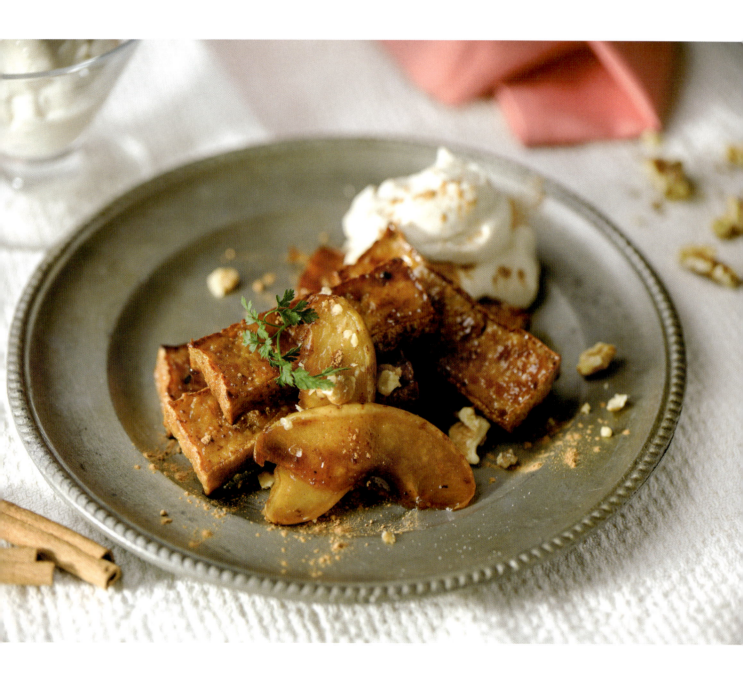

豆腐の甘酒グラタン（P113）

甘酒のほんのりとした甘さが体に優しい、混ぜて焼くだけのホットデザート。
甘酒の甘さがあるからお砂糖も使いません。

材料［2人分］

絹ごし豆腐	1/2丁
卵	1個
豆乳	200cc
甘酒	大さじ3
いちご	3個程度

作り方

1 　絹ごし豆腐は横半分に切り、さらに1センチ×5センチほどの厚さに切って、耐熱皿に並べておく。

2 　卵をよく溶いたところに豆乳と甘酒を入れてよく攪拌する。

3 　1の上にいちごを半分に切って乗せ、2の液をかけて170℃に予熱したオーブンで約20分ほど焦げ目がつくまで焼く。

厚揚げのシナモンカラメリーゼ

まるでサクッと焼いたフレンチトーストのような厚揚げのデザート。
豆腐クリームをつけて食べると絶品です。

材料［2人分］

厚揚げ	1丁
バター	20g
りんご	1/4個
砂糖	大さじ3
シナモンパウダー	少々
豆腐クリーム	大さじ4

作り方

1 　厚揚げを1センチ×5センチ程度に細長く切る。りんごも1センチ程度の厚さにスライスしておく。

2 　フライパンにバターを熱し、厚揚げを入れてじっくり火を通す。まわりがきつね色になるまで炒める。

3 　2にうすく切ったりんごと砂糖を加え、さらに10分程度弱火〜中火で炒める。厚揚げにもまんべんなく砂糖をからめ、カラメル状にカリッとなるまでじっくり炒める。

4 　仕上げにシナモンをふりかけ、器にもりつける。豆腐クリームに砂糖を少々（分量外）合わせたものをつけあわせていただく。

もっと知りたい お豆腐のこと！

お豆腐好きになったみなさんのために、お豆腐をさらに使いこなすための豆知識をお届けします。

About Tofu #1

おいしいお豆腐を探すなら原材料をチェック！

お豆腐は大豆と水とにがりでつくるのが基本。お豆腐のおいしさは、この原材料に由来します。お豆腐を選ぶときはどんな大豆でつくられているかをチェックするとよいでしょう。にがりの代わりに凝固剤を使っている製品もあり、食感や風味も違ってきます。自然由来のものでつくられているほうが、体にもよいと思います。また生鮮食品ですので、鮮度のよいものを購入するのも大事です。お豆腐は種類が豊富ですし、大豆によって味も異なります。自分の好みを見つけるのも楽しいですよ！

About Tofu #2

カロリー過多の人こそお肉の代わりにお豆腐を

人間の体にたんぱく質は不可欠です。筋肉、臓器、髪の毛、爪、皮膚など、体内の多くのものを構成している成分ですが、動物性たんぱく質はどうしてもカロリーが高めになってしまいます。また胃腸が弱い人は消化しにくいというデメリットもあります。その点お豆腐は良質なたんぱく質であり低カロリーで、消化もしやすいのが特徴です。この本にもお肉の代わりにお豆腐を主役にしたレシピがたくさん登場しています。どれも満足感たっぷりのメニュー。ダイエットや生活習慣病の予防のためにも、たまにお肉をお豆腐にかえる食生活をおすすめします。

About
Tofu
#3

お豆腐以外の
大豆製品もおすすめです

　大豆製品の代表といえば、やはりお味噌と納豆。どちらも体を温め、代謝をあげてくれる食材です。とくに発酵食は腸内環境をよくするので、五行で関連するお肌の調子もよくなります。昨今納豆の効能も注目をあびていますね。そのほかにおからや豆乳も、大豆の効能が沢山ふくまれているのでおすすめです。ただしおからは消費期限がかなり短いので扱いに注意をしてください。昨今乾燥おからも登場してきたので乾燥の方を使うのもよいですね。乾燥といえば大豆たんぱく製品も保存性が高く、お肉の食感を目指してつくられているので、お豆腐では物足りない方にはおすすめです。

About
Tofu
#4

美容のためにも
お豆腐料理は温かく

　この本に冷ややっこが出てこないのを不思議に思った人もいるかもしれません。もちろん冷えたお豆腐をそのまま食べるのもおいしいですが、薬膳的にはお豆腐は少し体を冷やしてしまうグループの食品なので、冷えが大敵の女性には温かくして食べることをおすすめします。もちろん夏場など、体をクールダウンしたいときには冷ややっこでも大丈夫です。またお豆腐を食材のひとつと捉え、さまざまな料理にアレンジすれば、飽きることなく毎日の食事にとりいれることもできますよね。お豆腐をつかったアレンジ料理を食べれば、体も軽くなること請け合いです。

About
Tofu
#4

実は自宅でも
お豆腐はつくれます

　結構時間はかかりますが、ご自宅でもお豆腐はつくれます。まず大豆を半日ほど水に浸して戻します。ここでしっかり給水させないと、おいしいお豆腐にならないのです。そのあと昔なら石臼で大豆をすりつぶしましたが、ご家庭ではミキサーなどで少し粒が残る程度に攪拌します。それを鍋に入れて火を通し、木綿布などで濾します※。この状態が豆乳で、これににがり（または凝固剤）を入れて冷やし固めるとお豆腐ができあがります。濾したときに出た滓はおからになります。

※ご家庭では熱いまま絞ることが危険なので、煮る前にすりつぶしたものを絞ってから火にかける方法もあります。

もっと知りたい お豆腐のこと！ 2

ここからはお豆腐の歴史や健康、美容効果に関する疑問を徹底的に解説します。
読めばもっとお豆腐が食べたくなること間違いなし！

監修／医学博士・渡邊 昌

Q1 お豆腐は いつから 日本で 愛されてるの？

A 豆腐の発祥は中国だとされています。起源についてはさまざまな説がありますが、唐の時代の中期頃には、既に製造が始まっていたと考えられています。日本に入ってきたのは、明確な記録はありませんが奈良・平安時代というのが定説。奈良春日大社の文献（若宮の神主の日記／1183年）に、供養物として「唐符」という記載があり、これが日本におけるお豆腐の最初の記録だとされています。その後奈良から宇治を経て、今も豆腐どころの１つである京都に伝わります。鎌倉時代には禅宗僧侶らによって精進料理が発展し、それとともに貴族、武士階級にまで普及していったそうです。

中国から伝来した当初の豆腐は水分が少なく堅い豆腐、今の堅豆腐のような

ものでした。「奈良豆腐は男性的豆腐・野武士豆腐」という言葉が残っているほど堅かったとか。それが水質の良い京都に伝わり、私たちが冷奴として食べているような日本独特のやわらかい豆腐に進化していったのです。

では一般の人たちが本格的に豆腐を食べるようになったのはいつ頃でしょうか。それは江戸時代に入ってからです。辺鄙な村里にも、豆腐の行商人がやってくるようになったという記録が残っています。天明2年（1782年）には、他の料理本に先駆けて豆腐料理の本『豆腐百珍』が大ブームに。翌年には続編、さらにその翌年には続々編が出版されました。『豆腐百珍』で紹介されたレシピの数は本の名前のとおり、なんと100種類！ 江戸の人たちの食文化に、それだけ豆腐が深く浸

透していたということがわかりますね。それから現在に到る200年以上もの間、豆腐はヘルシーで健康的かつ、使い勝手のよい食材として、日本の食卓に上り続けているのです。

参考文献／『やさしい豆腐の科学』（フードジャーナル社）

他にもこんなルートで伝来しました

豆腐は沖縄と土佐にも伝来したとされています。沖縄では豆腐ようなどに見られる、臭豆腐系の豆腐料理として豆腐が定着。本州とは別の発展を見せました。土佐の豆腐は、文禄・慶長年間（1592～97年）の朝鮮戦役の際に、朝鮮半島から豆腐職人が連れてこられたのが始まりだといわれています。

お豆腐の美容効果を もっと詳しく教えて！

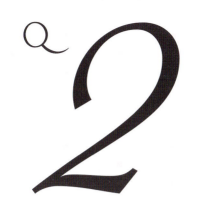

A 栄養価が高く、健康、美容効果が大きい豆腐。まずはそのなかでも女性にうれしい効能に、スポットをあてて紹介しましょう。

もっとも注目したいのは大豆に含まれていて、豆腐にも引き継がれている成分、大豆イソフラボンです。エストロゲンという女性ホルモンに似た働きをし、女性ホルモンの乱れから起こるトラブルを予防、軽減することが期待されています。骨粗しょう症の予防や、更年期障害、PMS（月経前症候群）の緩和、生理不順の改善などが考えられます。

エストロゲンは「美のホルモン」とも呼ばれています。そう、肌や髪の美しさにも大きく関わっています。大豆イソフラボンも同じく、肌に必要なコラーゲン生成の促進や、髪の艶やハリを保つ効果を持っています。また抗酸化作用も高く、外見的な女性らしさや若々しさを保つためにも、大豆イソフラボンは積極的に摂りたい食材なのです。なお大豆イソフラボンの1日摂取の目安量は上限値は、サプリメントの場合70〜75mg※です。

豆腐100gには60.9〜81.2mgの大豆イソフラボンが含まれているので、一度にたくさん食べるのではなく、日々の食事にコンスタントに取り入れることをおすすめします。

もうひとつ豆腐といえば、思い浮かぶのがダイエット効果といえるでしょう。

豆腐には植物性のたんぱく質と脂質が豊富に含まれており、お肉の代替としてもふさわしい食材といえるでしょう。糖質量も低いので炭水化物を多く摂りがちな場合は、食べ応えのある豆腐料理を加えることで炭水化物の摂取が減り、糖質カットにもつながります。いずれにしろ豆腐だけを食べ続けるのではなく、美容効果、ダイエット効果の高い食材と組み合わせ、豆腐の持つ効能をさらに強める食べ方がおすすめです。

※ 内閣府 食品安全委員会ホームページより

アジア各国でも豆腐は昔からの愛され食材

今ではそのヘルシーさから「Tofu」とローマ字表記で、欧米諸国でも人気の豆腐。中国をはじめアジア、東南アジアでは、それぞれ独自の発展を遂げた豆腐が、昔から日本と同じように馴染みある食材として食べられてきました。おもしろいことに、その呼び方がどこの国も日本と少し似ているのです。

中国	韓国	マレーシア	インドネシア	タイ	ベトナム	ミャンマー
「ダウフ」	「トウブ」	「タフ」	「タフ」	「タウフ」	「タウフ」	「ドウフウ」

Q3 お豆腐にはどんな健康効果があるの？

A 豆腐には中性脂肪の除去や、コレステロールの低下など、生活習慣病を予防する効果を期待できる成分も多く含まれています。女性のみならず、家族全員にとっても優秀な健康食材。それでは、どんな効果があるか見ていきましょう。

活性酸素の除去に

苦味やえぐみのもとになる大豆サポニンの働きで、老化のもとになる活性酸素の働きを抑制します。強い抗酸化作用を持ち、体内の脂質やコレステロールの酸化を抑制。血栓を予防したり、老化防止に役立ちます。その他、中性脂肪の除去や蓄積の防止にも作用します。

高血圧・高コレステロールに

豆腐のたんぱく質は、植物性たんぱく質です。血液中のコレステロールを低下させる働きがあります。さらにたんぱく質成分のひとつであるペプチドは、血圧の上昇を抑制するといわれています。

また脂質に多く含まれているリノール酸は不飽和脂肪酸で、必須脂肪酸のひとつ。コレステロール値が低いのに加え、善玉コレステロールを増やす働きがあります。高血圧、高コレステロールが原因となる動脈硬化や脳卒中、血管の疾患に起因する生活習慣病の予防に効果が期待できます。

脳の老化予防に

豆腐は脳を活性化させ、記憶力を高めたりボケの防止にも効果が期待できます。これは大豆レシチンという不飽和脂肪酸の構成要素のひとつ、コリンの働きによるもの。腸内でレシチンが分解されてコリンが独立し、脳内に運ばれて情報伝達物質となり、そのような効果をもたらします。

大豆レシチンにはコレステロールを溶かし、血液の流れをよくし、固まるのを防ぐ、脂質代謝機能もあります。

代表的な豆腐の主な成分
（100gあたり）

五訂 日本食品標準成分表より

成分	木綿豆腐	絹豆腐	油揚げ	おから（新製法）
エネルギー（kcal）	72	56	386	111
水分（g）	86.8	89.4	44	75.5
たんぱく質（g）	6.6	4.9	18.6	6.1
脂質（g）	4.2	3	33.1	3.6
炭水化物（g）	1.6	2	2.5	13.8
灰分（g）	0.8	0.7	1.8	1
食物繊維（g）	0.4	0.3	1.1	11.5

Q4 豆腐の原料、大豆のことも知りたい！

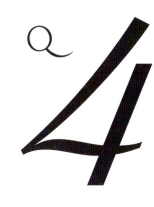

A 豆腐の原料である大豆は、体に良い成分の宝庫です。前ページまででお伝えしてきた豆腐の健康・美容成分も、ほとんどが大豆に由来するものでした。ここではそれ以外の大豆の効能についてご紹介します。

日本人は欧米人に比べ、乳がん、前立腺がんなどの性ホルモン関連のがんが、少ないというデータがあります。その理由のひとつとして、日本人が昔から大豆食品を多く摂取していることがあげられています。大豆の中に、それらのがん発生の働きを阻害する物質が含まれているというのがわかっています。

また腸内環境をより良く整えておくことの大切さが昨今言われていますが、大豆には食物繊維も多く含まれています。腸内細菌の善玉菌を増やすのは、食物繊維の役割。そういった側面でも、大豆は積極的に摂りたい食品です。なお豆腐には大豆の食物繊維が引き継がれていないため、豆腐とともに発酵食品としてのメリットもある納豆や味噌など、他の大豆食品も組み合わせて摂ることをおすすめします。

大豆には大豆イソフラボンやたんぱく質、脂質などの効果効能は前ページまででお伝えしたとおり。なにより大豆は一粒、一粒が、ひとつの生命体ですから、強い気をともなっています。大豆や、豆腐などの大豆由来の食品から大豆のパワーをいただくことで、健やかで美しい体を手にいれてください。

タミンB1、B2、ナイアシンが含まれています。ビタミンEは抗酸化作用が高く、肌の老化を防いでくれます。ビタミンB群は皮膚や粘膜を健康に導き、ナイアシンも皮膚や胃腸を健全にすることに作用します。

その他、大豆イソフラボンやたんぱく質、脂質などの効果効能は前ページまででお伝えしたとおり。

美容効果という視点で見ると、ビタミンも見逃せません。ビタミンEやビ

監修
渡邊 昌（わたなべ・しょう）

1941年、平壌生まれ。医学博士。慶應義塾大学医学部卒。同大学院病理学専攻、アメリカ国立癌研究所、国立がんセンター病理部を経て、同疫学部長。その後、東京農業大学教授、国立健康・栄養研究所理事長を歴任し、現在は、公益社団法人生命科学振興会理事長として「ライフサイエンス」「医と食」を主宰。一般社団法人統合医療学院学院長、NPO法人日本綜合医学会会長も務める。

知っておきたい
薬膳の基本

本書で紹介したレシピは、薬膳の食養生にもとづきお豆腐と野菜を組み合わせています。
薬膳の基本を知っておけば、日々の美容と健康、毎日の食生活にも役立ちます。

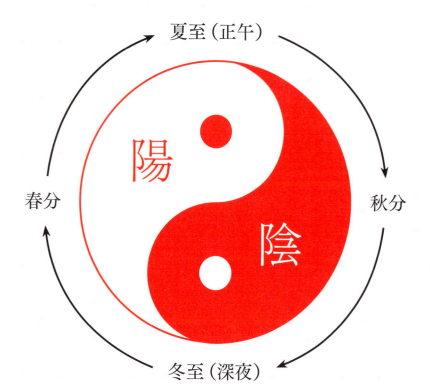

陰陽太極図

万物は対極をなす2つの要素が絶えず変化することで成り立っている。この図のとおり、1日、1年の中にも陰陽が存在する。

薬膳とは体の「陰陽」バランスを整える食養生

　薬膳とはおよそ3000年前に中国で発展した、中医学理論（東洋医学）のルールにもとづく食養生のことです。疾病の予防、病気の回復、健康の保持を目的とし、自然環境や体質、体調に合わせて食材を組み合わせ、美味しい食事としていただきます。

　薬膳の考え方の根底には、森羅万象は「陰・陽」の相反するエネルギー物質によって構成されているという世界観があります。自然界の中でいえば、光と影、天と地、太陽と月、暑いと寒いなどがあり、対極のものが滞りなく循環し、抑制し合いながらバランスを保っていると考えられています。自然界の一部である人間の体も、陰陽のバランスの影響を受けています。陰陽のバランスが保たれているのが健康な状態で、崩れていると不調があらわれ、ケアをせずに崩れた状態に留まっていると病気を引き起こします。

　薬膳では自分の体質が陰か陽かを知り、そのときどきの体調や気候も鑑みて「中庸＝ちょうどよいバランス」にするために、何を食べればいいのかを考えて食事を組み立てていきます。

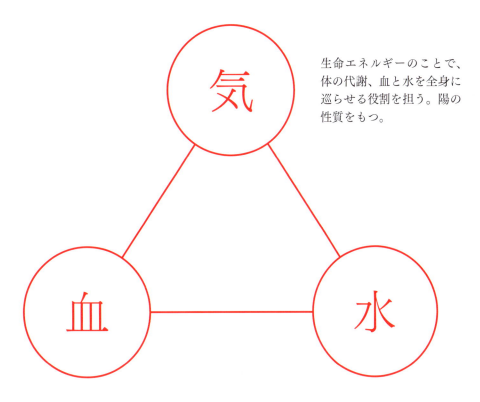

気：生命エネルギーのことで、体の代謝、血と水を全身に巡らせる役割を担う。陽の性質をもつ。

血：血液や栄養物質、またそれを全身に巡らせ、内臓を正常に機能させる働きのこと。西洋医学でいう血液よりも範囲が広い。隠の性質をもつ。

水：体内の水分、体液の総称で、津液ともいう。体、内臓を潤し、正常に機能させる働きをし、陰の性質をもつ。

体の中の陰陽は「気・血・水」にあらわれる

　人間の体は「気・血・水」の3つの要素がスムーズに巡ることによって、生命を維持しています。「気・血・水」は連動しており、ひとつでも悪くなったり、滞ったりすると、すべてに影響してきます。
　気が重い、気が滅入るという人は、気の巡りが滞っていて（気滞）、疲れやすい人は気が足りない（気虚）状態。肩こりや月経痛は血の巡りの滞り（瘀血）、貧血や目の疲れなどの症状は血が不足している（血虚）状態のあらわれです。むくみや頭が重い、体がだるいなどの症状は、水の代謝不調（痰湿）、唇などの乾燥は水の不足と考えられます。薬膳における食養生では「気・血・水」のバランスを整えることを重視し、どんなときに何を食べればいいのかを考えていきます。
　また気は陽、血と水は陰の性質をもちます。気が強すぎると、陰に影響を及ぼしますし、血、水が多すぎると陽が足りなくなり、陰陽のバランスが崩れます。たとえば暑がりの人は陽が強いか、陰が足りない状態。寒がりの人は陽が弱いか、陰が多い状態を示します。体の「気・血・水」の状態がわかれば、陰陽のバランスもわかるので、食材や養生法を選ぶ目安にもなります。

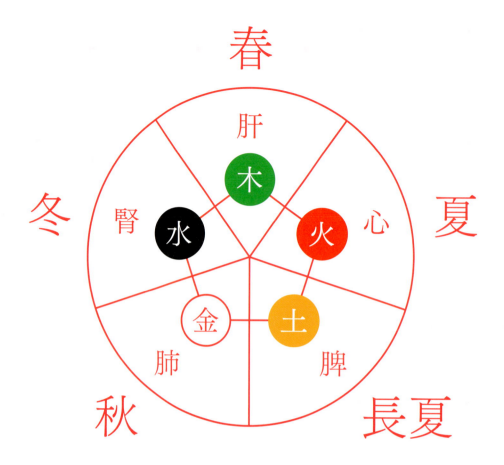

五行の属性と関係性

五行の「木・火・土・金・水」は、人間の臓腑や季節、味、色にも対応している。季節に応じて養生に重点を置く臓腑がわかり、色はその季節に摂るとよい食材の色をあらわす。

自然の法則「五行論」にならった養生を

　薬膳とは「五行論」という考え方をもとに、自然の摂理と人間の体や心を関連づけて体調を整えていきます。
　「五行論」は陰陽の自然法則から生まれた思想で、自然界を構成する基本物質を「木・火・土・金・水」の5つに分類しています。「木」は上に向かってのびのびと成長する性質。「火」は上昇する熱の性質。「土」は生命を育む性質で、「金」は物質が凝縮されて変化した鉱物の性質。「水」は下に向かって流れ、潤いをもたらす性質があります。5つの性質は独立したものではなく、木が燃えて火を生み、燃やされたものが土に還り、土から金（金属）が生み出され、金属のまわりには水滴が集まり、水が木を育てる……というように、生み出したり、抑制しあったりする関係性にあります。
　五行は上の図のように、人間の臓腑や季節、味や色などにも対応しています。自然はあらゆる要素の循環によって成り立っているものであり、私たち人間もその例に漏れません。自然の中で生きて行くためには、この循環にあわせていくことが大切です。

五行の属性と関係性

木	肝	春	春は生命力が活発になり、陽気の高まりとともに肝機能も高ぶりやすくなる。イライラや怒りの感情も肝機能の亢上によるもののため、血液を浄化し、肝機能を高める食材を。 ▶食養生：春菊、セロリ、ふきのとうなど
火	心	夏	夏は暑さによって心機能がヒートアップし、心臓に負担がかかりやすい。不眠、夏バテ、動悸などの症状が出やすくなる。体の熱を下げる涼性の食材や、胃腸に優しく、疲れをいやす食材を。 ▶食養生：トマト、赤パプリカ、スイカなど
土	脾	長夏	湿気のある暑い季節で、日本では梅雨の時期に相当する。体に水分がたまりやすく、脾（消化機能）を著しく低下させる。消化によいものや、むくみに効く利尿効果や発汗作用のある食材を。 ▶食養生：とうもろこし、小麦、にんじん、かぼちゃなど
金	肺	秋	乾燥した空気が肺の粘膜を傷め、風邪をひきやすくなる。良質な油を含むものや潤い効果、また免疫力を上げるものや、発汗作用のある食材を。肺の粘膜を潤すと肌も潤い、美肌効果につながる。 ▶食養生：白ごま、白きくらげ、大根、梨など
水	腎	冬	寒い季節は代謝が著しく低下するため、体を冷やさないよう気をつけ、腎臓の代謝を高めるのが大切。腎機能アップはアンチエイジングにもつながる。黒い食材やホルモンバランスが整う食材を。 ▶食養生：海藻類、黒ごま、黒きくらげ、黒豆など

旬の食材で行う、季節に対応した五臓のケア

　健康とは、五臓六腑がしっかり機能している状態です。五臓は対応する季節によって働きが弱まりやすいため、季節ごとに食養生を切り替え、旬の食材を摂って弱まりやすい臓器をケアしていくことが大切です。五臓六腑は「気・血・水」の通り道である経絡によってつながっています。どこかひとつでも調子が悪くなると、体全体の調子が悪くなってしまうため、症状が出る前の早めにケアで1年を通じて健やかな状態を保っていきましょう。

　五行論の色は、その季節に食べるとよい食材の色にも対応しています。春は青々とした春野菜、夏には解毒作用のあるカラフルな夏野菜やフルーツ、長夏には利尿作用や発汗作用のある食材や香草、柑橘類。秋は肺を潤す白ごまや白きくらげ、梨など、白い色の食べ物を。そして冬には黒ごまや黒きくらげ、海藻類など、黒い食材が腎機能を高めるとされています。

　すべての食材がその色に当てはまるというわけではありませんが、覚えておくと食材選びに役立ちます。おおまかには暖かい陽の季節には、体を冷やす旬の食材を、寒い陰の季節には、体を温める旬の食材で、陰陽のバランスをとるようにします。

美と五臓の関係

五臓	あらわれる場所	症状
肝	爪	色が悪い、艶がない
心	顔	顔色に華がない、くすんでいる
脾	唇	キメが粗い
肺	皮膚	乾燥、荒れ
腎	髪、皮膚	白髪、しみ、しわ

内臓力を上げることが、美への近道

　五臓は肌や髪など、外見的な美しさとも深い関係にあります。たとえば古代中国四大美女として有名な楊貴妃はライチを好み、皇帝が何百キロも離れた南方からライチを運ばせたという逸話が伝えられています。ライチはビタミンCが豊富で、美肌効果がとても高いフルーツです。またコラーゲンの再生を促す働きや、血をつくる葉酸、疲労回復効果のあるビタミンB群、ナトリウムなども含んでいます。東洋医学は3000年前より発達をしていましたから、楊貴妃の生きた時代にはすでに薬膳の知識が広く伝わっていたのでしょう。まさに美食同源。ライチの

美容効果も、よく知られていたと考えられます。
　また中医学や漢方で用いられる薬（生薬）は、すべて自然のものです。薬食同源というように身近な食材と薬は、本来違いはなく、すべての自然の食べ物には効能があると考えられています。薬効の高い薬は病気の治療に、ゆるやかな効果をもつ食べ物は病気の予防に働きます。心がけたいのは病気になる前の段階で、身近な食材によって体を養生し、未病を防ぐこと。健康は1日にして成らず。体内の調子は必ず外見に表れます。薬膳の食養生で体の中を整えて、さらに美しさを高めていってください。

おすすめ PICK UP

● 豆腐の仲間

（左）豆腐を麺状にした豆干絲（豆腐千糸）。食感がユニークで、低糖質かつ高たんぱく。パスタや麺の代わりに使えばカロリーを気にせず、さまざまな料理を楽しめます。（右）水分が少なく、水きりの必要がないため調理がしやすい堅い豆腐。食感がしっかりしていて、食べ応えもばっちり。

（左）豆干絲、（右）堅豆腐／どちらも、おとうふ工房いしかわ（通販専用ダイヤル　TEL. 0120-418-102　http://www.otoufu.co.jp）

● 大豆ミート

お肉と間違うほどの食感の大豆ミートは、動物性たんぱく質の代替に最適です。大豆そのままの栄養があり、植物性たんぱく質が豊富。低脂質・低カロリーなのに、食べ応えもあり、お腹も満足する料理に仕上がります。乾燥しているため、ストックもきいて便利。

国産大豆ミートミンチ／三育フーズ（TEL. 0438-62-2921　http://san-ikufood.com）

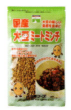

● ごま

白ごまは皮膚や粘膜を潤し、便秘にもよく美肌効果の高い食材。黒ごまは腎を養い、老化防止に役立ちます。そのまま食べるよりも、すりごまや練りごまの状態のほうが消化吸収がよくなります。練りごまペーストや甘味が加わったクリームなど市販品を利用すれば、手軽に使えて便利です。

（左から）白ゴマペースト、黒ゴマペースト、白ゴマクリーム、黒ゴマクリーム／すべて、三育フーズ）

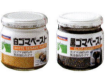

● 調理アイテム

涼の性質を持つ豆腐は、薬膳的には温かい料理で食するのがおすすめです。「コットコット」のIHクッキングヒーターなら焼いたり蒸したり、鍋をしたりと、卓上で調理できて熱々の豆腐料理をいただけます。小さめサイズで気軽に使えるのもうれしい。

（1）コットコットIHクッキングヒーター、（2）cottocotto×セラミックジャパン 耐熱土鍋、（3）cottocotto×OISEI 南部鉄器万能鍋、（4）cottocotto×HARIO ボナ・琺瑯ドリップケトル、（5）cottocotto×Honey Ware 琺瑯20センチキャセロール／ツカモトエイム（お客さま相談窓口　TEL. 0570-081-634　https://www.cottocotto-tsukamotoaim.com/）
※ホームページに薬膳レシピも提供中

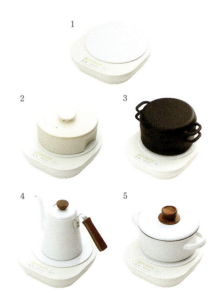

コットコットで調理する
あったかお豆腐レシピ

厚揚げの豆腐ステーキ

オリーブオイルで厚揚げの両面をこんがり焼いてステーキ風に。にんにく（1/2かけ）、しょうが（1かけ）、ナッツ類のみじん切りと、バルサミコソース（大さじ2）、しょうゆ（大さじ2）を混ぜ合わせたソースを、焼き目をつけた厚揚げとからめてさらに2分ほど焼く。仕上げにクコの実を散らして出来上がり。

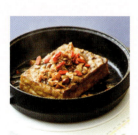

湯豆腐と3色薬膳タレ

○アンチエイジング効果の黒ゴマねぎタレ／練り黒ごま（大さじ1）、にんにく、しょうが、ねぎのみじん切り（各大さじ2）、酢（大さじ1）、ごま油（大さじ1）を混ぜ合わせる。○代謝アップのパクチーにんにくタレ／パクチー（1/2袋）、にんにく、しょうがのみじん切り（各小さじ1）をミキサーなどですり潰す。ごま油（大さじ2）、しょうゆ、酢（各小さじ1）、塩少々を加え混ぜる。○肌を潤わせるトマトクコの実タレ／ミニトマト（5、6個）を4～8等分に切り、大葉（2枚）のみじん切り、オリーブオイル、酢（各大さじ1）塩、こしょう（各少々）を混ぜ合わせる。

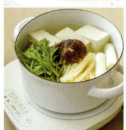
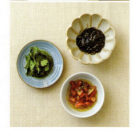

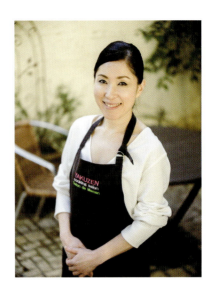

谷口ももよ

薬膳料理研究家。薬膳料理教室「Salon de Maman」主宰。東洋美食薬膳協会代表理事。全日本薬膳食医情報協会副理事長。日本豆腐マイスター協会理事。「健康は日々の食卓から」と「美食同源」をテーマに、身近な食材を使ったヘルシーで美しく、おいしく簡単にできるおもてなし薬膳レシピを提案。講演会、セミナー、企業へのレシピ監修、テレビ出演や雑誌掲載など幅広く活動している。薬膳茶に造詣が深く、企業の薬膳茶商品の製作監修、薬膳茶の講座も開催。著書『身近な10の素材で始める薬膳ビューティーレシピ』(講談社)が、2015年グルマン世界料理本大賞健康料理部門でグランプリ受賞。『5色の野菜でからだを整える ベジ薬膳』(小社)が、2017年グルマン世界料理本大賞ダイエット料理部門でグランプリ受賞。そのほか、著書に『おうちで台湾スイーツ』(洋泉社)、レシピ監修に『いちばんわかりやすい漢方の基本講座』(成美堂出版)がある。

お豆腐×お野菜でつくる
美人薬膳ごはん

著者　谷口ももよ

2018年4月24日　初版発行
2018年6月1日　2刷発行

発行者　吉良さおり
発行所　キラジェンヌ株式会社
　　　　〒151-0073東京都渋谷区笹塚3-19-2青田ビル2F
　　　　TEL：03-5371-0041／FAX：03-5371-0051
印刷・製本　モリモト印刷株式会社

定価はカバーに表示してあります。落丁本・乱丁本は購入書店名を明記のうえ、小社あてにお送りください。送料小社負担にてお取り替えいたします。本書の無断複製(コピー、スキャン、デジタル化等)ならびに無断複製物の譲渡および配信は、著作権法上での例外を除き禁じられています。本書を代行業者の第三者に依頼して複製する行為は、たとえ個人や家庭内の利用であっても一切認められておりません。

©2018 KIRASIENNE.Inc Printed in Japan
ISBN978-4-906913-75-6 C2077

参考文献

『先人に学ぶ 食品群別・効能別 どちらからも引ける 性味表大辞典』(星雲社)
『現代の食卓に生かす「食物性味表」』(日本中医食養学会)
『薬膳素材辞典：健康に役立つ食楽の知識』(源草社)
『新しい栄養学と食のきほん事典』(西東社)
『もっとからだにおいしい野菜の便利帳』(高橋書店)
『豆腐で健康 安全・安心「豆腐」』(全豆連)

撮影
八幡 宏

スタイリング
井口ミン

ブックデザイン
久保洋子

編集
福田真木子

協力
株式会社おとうふ工房いしかわ
三育フーズ株式会社
ツカモトエイム株式会社

食器協力
UTUWA